1週間で必ず
体がラクになる

お手軽 気《き》血《けつ》ごはん

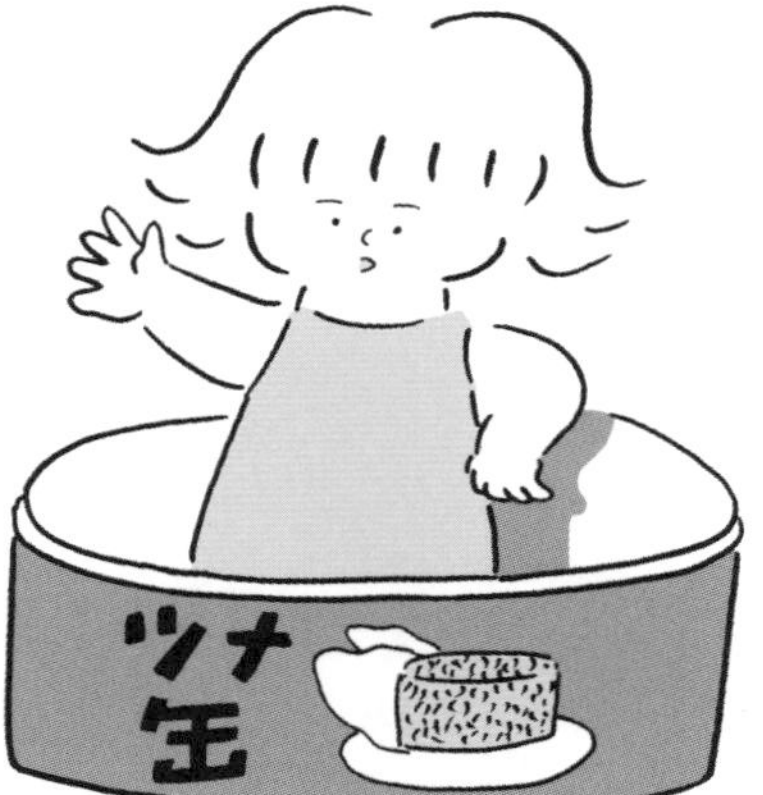

源保堂鍼灸院
国際中医薬膳師
瀬戸佳子

文化出版局

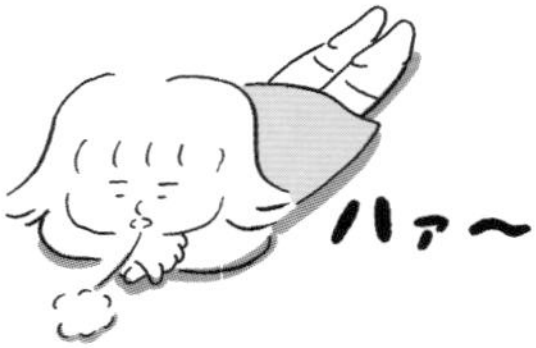

「いつでもちょっと疲れていて、元気が出ない」
「いろいろやらなきゃと思うけど、なんだかやる気が出ない」
「早く寝なきゃいけないんだけど、考えたら眠れなくなって、
翌日は寝不足で、1日ずっと頭がぼーっとしてしまう」

そんなふうに、大きな病気をしているわけではないけれど
いつでも何かしら小さな不調があって、
まわりの元気な人は、するするスムーズに
進んでいるように見えるのに
自分は一歩を進めるのが、なぜかとっても重く感じてしまう。

「私の性格が怠け者なのかなあ」「どうせ私なんて」
なんて考えてしまっているあなた、
それってもしかして、「気《き》」と「血《けつ》」が足りていないのが
原因かもしれません。

もしそうならば、だまされたと思ってとにかく1週間、
甘いものや脂っこいもの、冷たいものを控えるようにして
ツナ缶を1日1缶、そして朝に1杯のおみそ汁を飲んでみましょう。
続けてみると、「あれ？　ちょっとラクかも……」と、
劇的な変化が感じられるかもしれません。

毎日の食事に「気」と「血」を増やす「気血ごはん」を取り入れると
体はぐーんと動きやすくなるはずです。
体調がラクになれば、「私なんて」とふさぎがちな気持ちも
ふんわり、ゆるんでくると思います。

最初から「全部きちんとやろう」「真面目にやろう」と
気負わなくて大丈夫。
まずはできるところから、小さな一歩をコツコツと。
「元気になれた」と手ごたえが感じられれば、
うれしくなって、自然に続けていけると思います。

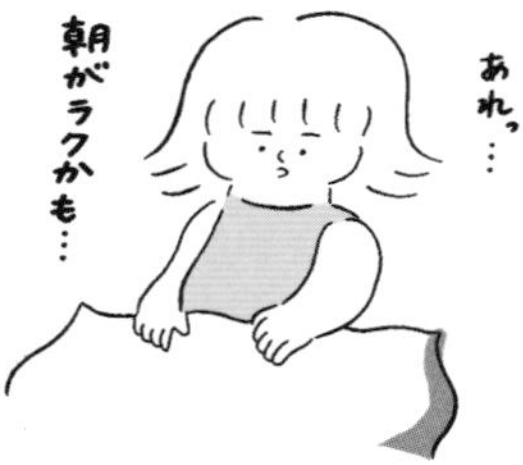

はじめに

はじめまして。瀬戸佳子と申します。東京・青山にある夫が営む鍼灸院で、「薬膳部」として、漢方相談をしながら、食事のアドバイスを行っています。こういうスタイルにしているのは、鍼灸院に駆け込む人のいろんな不調は、実は食べ物が大きくかかわっていることがものすごく多いからです。

鍼灸院には、さまざまな症状を抱えた患者さんが来院されます。頭痛、肩こり、腰痛、生理痛をはじめ、体力がない、だるくて元気が出ない、眠れない、食欲がない、万年風邪をひいている、原因不明の体調不良がずっと続く……などなど。2〜3個の自覚症状にとどまる人もいれば、不調のデパートのような人も。患者さんの8割が女性ですが、その**大半が少なくとも東洋医学で言うところの「血虚《けっきょ》」、つまり「貧血」が症状になんらかの影響を与えています。**さらに多くの人が、**血虚と合わせて「気虚《ききょ》」（元気がない、気力がない）や「脾虚《ひきょ》」（胃腸が弱い）を併発しています。**このような状態のことを「**気血両虚**《きけつりょうきょ》」と呼びます。

気血両虚の人はたいてい生真面目な人が多く、責任感が強かったり、決まりごとを律義に守ろうとしたりします。とてもよいことですが、これが逆に自分を縛り、無理しすぎて、体や心の負担になってしまうこともあるのです。残念ながら表情もどことな〜く暗く、声も小さい。行動に移すまでに何度もため息をつき、マイナス思考。体調のむらが大きく、元気な日とそうでない日の差が非常に大きいケースが多いのです。ちょっとドッキリするような書き方をしてしまいましたが、要は**体調がいまひとつなため、ご本人の持っているポテンシャルが充分に発揮できていない**。これはすごくもったいないことですよね。

貧血や体力がないこと、胃が弱いことは「体質だから変わらない」と思っている人が多いのですが、実はそんなことはありません。私たちの体は生まれたときから常に変化し続け、細胞が代謝しながら生きています。その原料となるのが食事。つまり**どのような食事をとるかで、体は驚くほど変わります**。

さらに**性格ですら、変わらないということはありません**。東洋医学では、心と体は表裏一体のものとして考えます。「ある特定の臓器が弱いと、こんな感情が強く出る」と分類していたりします。たとえば肝《かん》（血を貯蔵し、解毒やストレスの処理をし、情緒を安定させる役割を持つ）が強いと怒りやすく、また怒りが強いと肝を傷めます。脾《ひ》（＝消化機能）が弱いと思い悩みが起こりやすく、思い悩むと脾を傷めます。どの臓器もバランスがとれていれば、極端な感情に陥ることはないのです。どうしても考え方のクセや生活環境、体質でも傾きやすい方向性がありますが、予防として**食べ物でその臓器をいたわり、生活を工夫することで、気持ちや体調のむらを防ぐこともできる**のです。

近年、自然災害や疫病、先行きの見えない経済や社会状況など、不安になることがたくさんありますよね。そんな中でも体と心が元気であれば、気持ちも折れずに踏ん張りがき、行動を起こす勇気が出てきます。元気があれば、人を気遣い、手助けをすることもできますし、おいしい食事を作り、元気をシェアすることもできます。今はいっぱいいっぱいでも、いつか人に元気を分け与えられるような人になれるといいですよね。

日常生活の中で、健康のために自分の意思で改善でき、かつコストがいちばん少ないのも、実は食事です。この本では「はじめの一歩」となるような、ちょっとした工夫で元気になれる「気血ごはん」のアイデアを紹介しています。小さくても、この「一歩」がとても大切です。**最初から100点を目指さず、「そこそこかな」という及第点を目指しましょう。**それがキープできるようになってきたら、少しずつ上を目指しましょう。「自分は赤点だから」と悲観しないでください。赤点は逆に考えれば、伸びしろが非常に大きいということ。食生活をちょっと変えれば、体調がすごく変わる可能性があるということです。合言葉は「**気を増やし、血を増やそう！**」。「気血ごはん」を食べて気血を増やすことで、みなさまの人生がより豊かに、元気に、楽しくなればと願っています。

生活の中で「気」と「血」のことを
意識するようになると、
今までの不調の理由がよ～く分かります。
まずは自分の体の状態をチェック。
次に気と血を補う方法を
少しずつ実践していきましょう！

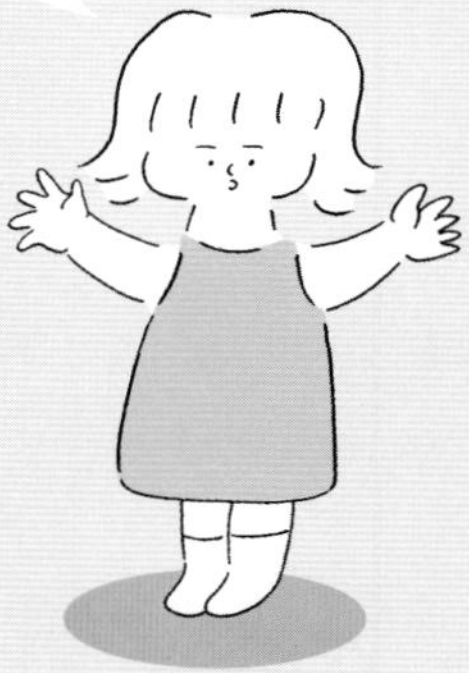

目次

Part 2

気血ごはんは「手軽」じゃないと続かない

Part 3 季節ごとに「養生」しましょう

Part 4 病気にならない体をつくりましょう

［この本の決まりごと］
・大さじ1は15㎖、小さじ1は5㎖。すりきり1杯の量です。
　1合は180㎖です。
・野菜類の皮をむく、種やわたを取り除く、きのこ類の石づきを取るなどの工程は省いています。ご自分の判断で行ってください。
・材料の状態や体調によって、調理時間や味つけは、ご自分の好みで調節してください。

Part 1

「気《き》」も「血《けつ》」も足りない 気血両虚《きけつりょうきょ》って、どんなもの？

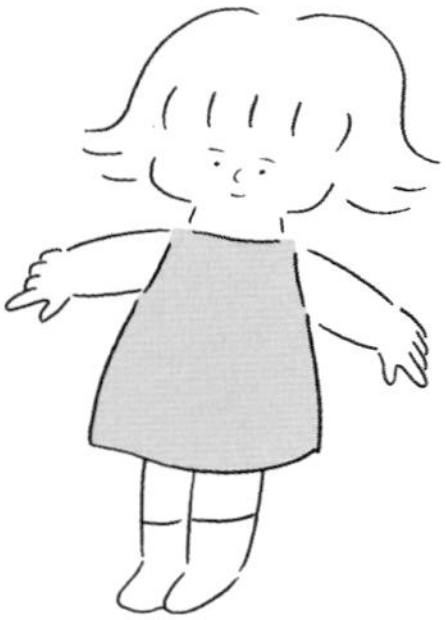

「気と血が足りない」というと、
具体的なイメージがつかみにくい人も
いるかもしれません。
気と血については20、21ページで解説していますが、
気血両虚の症状は、日常生活の中の
あらゆる不調や不定愁訴とかかわっているほか、
メンタル面にも驚くほど大きな影響があるのです。
まずは代表的な症状を紹介しますが、
「あ、私これ、あるある」と感じる人は要注意。
「自分の性格だから」と思い込んでいたことが
実は「気と血が足りない」が原因だったりするのです。

こんな症状 ❶

午前中だるく、夕方からようやくエンジンがかかる

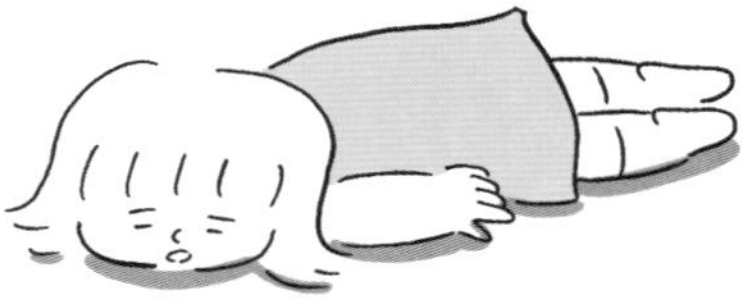

「午前中がだるくて動けない、頭が働かない」「やる気があっても体力が追いつかず、途中で疲れてしまう」「早く寝たいけどベッドまで動くのが面倒で、寝る準備がなかなかできない」……などなど。つまりは**エネルギー不足の状態**です。気力も体力も、ともに落ちているのが、気血両虚の症状。何をするにも、「だるいな」「億劫だな」が先に来てしまうのが特徴です。こういうタイプの人は、物忘れが多くなりがちで、注意力も散漫。まわりの状況があまりよく見えていないので、ひとりで勝手にやりすぎたり、暴走したりと、メンタル面でもトホホなパターンが目立ちます。

お昼ごろにどうにか頭が働き始め、エンジンがかかりだすのがようやく夕方なんて人も多いので、家事や仕事が夜にずれ込み、生活も夜型に。その結果寝不足で、また朝にふらふら……という悪循環になっちゃうことも。

昼間はなんとか気力でもたせているものの、家に帰るとぼーっとして動けなくなるというのも、気血両虚の典型的なパターンです。

こんな症状❷

冷え性だけど、夏の暑さにも弱い

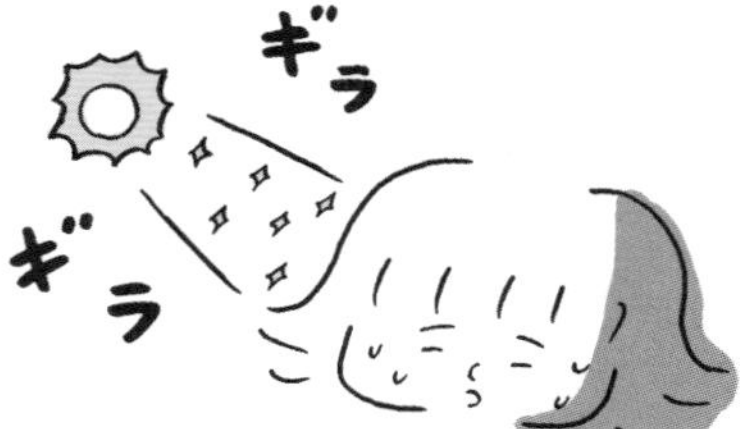

冷え性で、冬はしょっちゅう風邪をひく。なのに夏も、暑さがつらいけどクーラーの冷気も苦手で、外にいても、部屋の中にいても、常にぐったり。さらには気圧や天候の急変にも弱く、低気圧の日には片頭痛、季節の変わり目には必ず体調を崩す……。これらは**何が足りていないかというと、外環境への抵抗力や適応能力**。

　東洋医学では、外から入ってくるものを防ぐ機能を「**衛気**《えき》」と呼びますが、これは気がかたちを変えたもの。**気が少ない＝体のバリア機能が弱い**ので、まるで崩れた城壁のように、いとも簡単に外部からの敵の侵入を許してしまっているような状態なのです。また血が足りないと、**体を温めたり冷ましたりする物質も不足**しているので、つまりは適応力不足となります。「暑さ寒さに弱い」という状態は、気と血の不足から引き起こされているのです。

少しの刺激で肌荒れしたり、アレルギーが増えたり、反応しやすくなるというのも、防衛機能が弱まっている症状のひとつです。

こんな症状❸

昼ごはんを食べたあと、必ず眠くなる

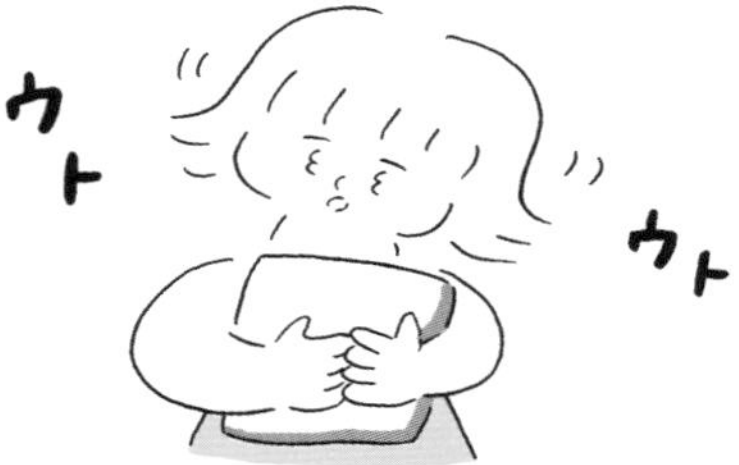

昼ごはんを食べた直後、眠気に襲われ、頭がぼーっとする。これは、**消化機能（＝脾）の弱さが原因**。胃腸の機能が衰えていると、消化しきれない食べ物が「痰湿《たんしつ》」という、ねばねばしたカスやゴミのようなものに変化して、気や血の通り道をふさいでしまいます。すると食後も、せっかく得られた栄養がすみやかに脳や他の部位にたどり着けず、気血が胃腸に集中してしまい、眠くなってしまうのです。こういう人は、朝起きてもおなかがすいていない、食べてもすぐおなかがふくれてしまう、胃もたれしやすいなどの傾向もあります。

それなのに、**甘いものだけは食べたくなる**のです。でもこの「食べたい」の正体は、実は**血不足のサイン**で、ここでお菓子を食べるとさらに痰湿をため、逆効果。ストレスが強い人、貧血が加速した人も、さらに脾を傷める「一気食い」をしやすい傾向があるので要注意です。

脾の機能を弱くするのは、甘いもの、冷たいもの、生もの、脂っこいもの。
その許容量は、体質によって人それぞれです。

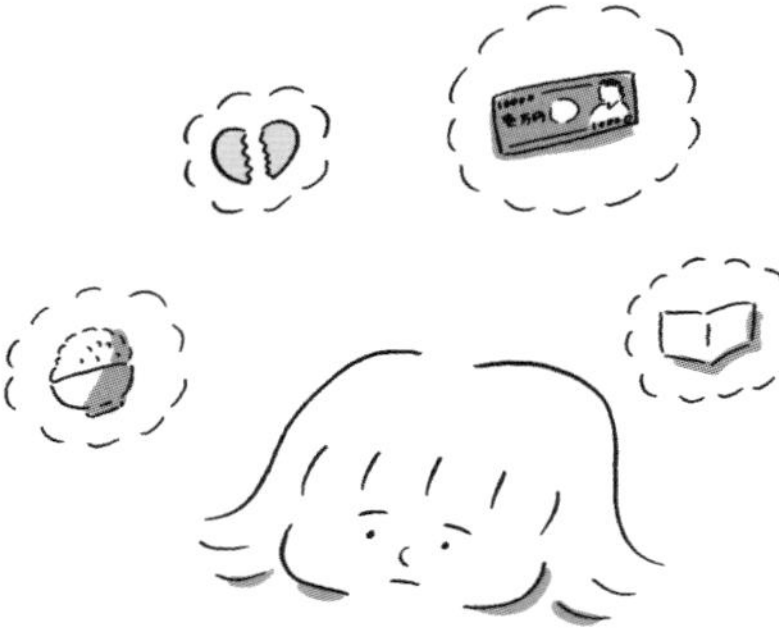

こんな症状 4

不安や心配が頭から離れない

東洋医学には「血は神気《しんき》なり」という言葉があります。

ここでいう「神」とは精神のことで、**頭を使いすぎたり考えすぎると血を消耗する**といわれています。「ささいなことが気になって、夜眠れなくなる」「落ち込みやすい」「気持ちの変動が激しく、イライラしやすい」「自分だけでなく、人のことも心配の種が尽きない」という人は、もともと血が足りていない場合が多いし、こういう考えを続けることで、さらに血が不足していきます。

ここ最近は社会不安も多く、ＳＮＳやネットニュースが与える影響も大きく、情報を遮断する時間がなかったり、拘束時間が長くなったり、不安をあおるような内容がつぶさに入ってきたりします。また、真面目な人ほどさらに「こうしなきゃ」とマイルールで自分を追い詰めがち。考えれば考えるほど気になって眠れなくなり、ますます**血虚**《けっきょ》（貧血）に陥るパターンが多いのです。

PMS（月経前症候群）で精神的な症状が出る人は、血虚になっていることが多いです。産後うつも、血虚に関連すると考えられています。

こんな症状 5

肌や髪に潤いがない、シミやクマが気になる

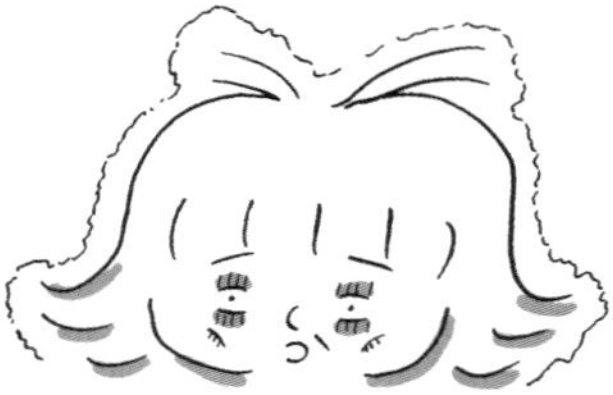

肌がかさついて、顔色が悪い。さらには頬がこけたような気がする。髪もぱさついて、潤いがなく、抜け毛や白髪も気になる。鏡を見て「最近なんとな〜く、老けた感じがするなあ……」と思ったら要注意。**気血両虚は、美容面においても恐るべき大敵**です。

東洋医学では、髪のことを「血余《けつよ》」（＝血の余り）と呼びますが、血液が豊かでないと髪は健康でいられません。また、気血が少ないと肌もバリア機能が弱まってしまい、表面や表情筋まで栄養が行き渡らず、「表情が乏しくなる」ということも。物理的な老け顔条件に加えて、表情まで暗くなってしまったら、どんな高い化粧品をプラスしても、効果が出にくいですよね。

また、口は脾と密接な関係があるので、リップクリームをいくらぬっても荒れてしまうのは、「胃腸の調子が悪いですよ」という体からのサインです。

東洋医学では爪も血の状態を表すもので、爪が割れやすかったり薄かったりする人は、血虚（貧血）の症状があることが多いです。

心当たりの症状があれば…

「気《き》」と「血《けつ》」が足りていない

「気血両虚《きけつりょうきょ》」かもしれません

020

気《き》とは？

ざっくりいうと、**気とは「体を動かすエネルギーや動力源」**と考えてください。私たちの体と心が絶え間なく活動していけているのは、すべてそれらを動かす気があるおかげ。東洋医学では、気には5つの機能があるとしています。①**動かす力**＝「推動《すいどう》作用」、②**温める力**＝「温煦《おんく》作用」、③**守る力**＝「防衛作用」、④**漏れ出ないようにする力**＝「固摂《こせつ》作用」、⑤**変化させる力**＝「気化作用」。

血液が体の中を巡ったり、体温をしっかり保ったり、病原菌や外気温から体を守ったり、体液や血液、尿や便が体から漏れ出ないようにしたり、食べ物を消化して気や血に変化させたり。こういう働きはすべて、気があるからこそスムーズに行われると考えられているわけです。逆に気が不足すれば、これらの働きがにぶくなります。気がいかに大事なものか、イメージできたでしょうか。

汗が必要以上に出てしまったり、不正出血があったり、下痢が続いたり。
これらは「固摂作用」が弱まっている＝気の不足が原因です。

血《けつ》とは？

こちらは**西洋医学で言う「血液」と、ほぼイコール**と考えてください。酸素や栄養を運ぶのはもちろん、老廃物を回収して、外に出せるようにするのも血の働きです。さらに東洋医学では、**気と血は表裏一体**のものとして考えます。気がなければ血は血の働きを発揮できず、血がなければ気もその働きを発揮できません。

もうひとつ重要なポイントは、**血には「神気《しんき》」がのっている**と考えるところです。この「神」は「精神」の神、精神活動や心のことと理解してください。血が足りないと、考えがまとまらず、論理的な思考も難しくなり、情緒も不安定になってしまうのです。近年西洋医学でも、うつ病と貧血の関係性が指摘されたりしていますが、東洋医学では「血液が順調に流れてこそ、精神も健全である」と、古くからその関係性について、明らかにしていたのです。

血は視力とも関係していて、不足すると、夜に目が見えにくい、ドライアイ、老眼などの症状が出やすくなってしまいます。

気血両虚の原因は何？

ではなぜ、気血が不足してしまうのでしょう。簡単に言えば、**需要と供給のバランスが崩れているから**ですね。その原因は、大きく3つに分かれます。

❶食事から充分な気血の原料がとれていない。そして休息が不足している。

❷気血の原料となる食事の消化・吸収がうまくいっていない。

❸作れる気血の量や力が少ない。

たとえば毎日残業続きで、育児や家事、親の介護もし

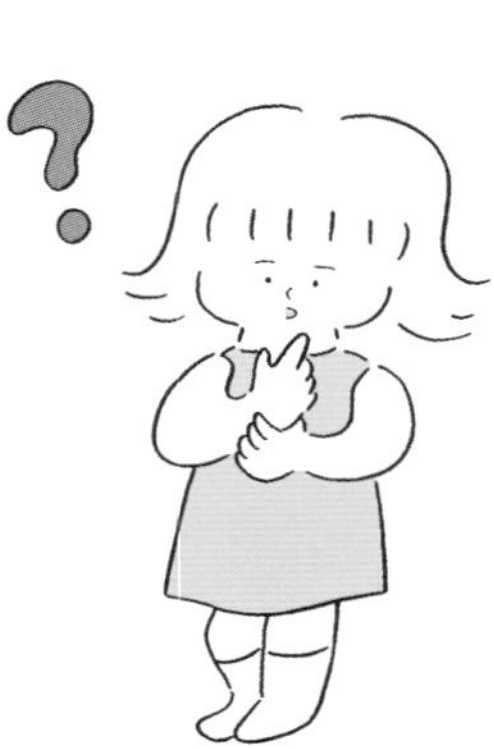

スマホやパソコンの見すぎは、血を消耗する行為でもあるので、目を酷使する仕事や生活をしている人はきちんと血を補うことが大切です。

ている……というふうに、**気血を消費する量が多い**（需要が大きい）と、いくら元気な体でも、意識して気血を補わないと足りなくなります。逆に供給が追いついていないケースは、単純に**食べる量が少ない、食べ物の質が悪い**ほか、**胃腸の機能が弱い**ため、消化・吸収が悪い、**血に元気がない**といったことが考えられます。

後天的に起こる場合もあれば、先天的に機能が弱い人もいて、「需要／供給」の関係は明確に分けられるものではなく、**たいていの場合は同時にいくつもの原因があること**が多いのです。また個人差もあって、どのくらい食べれば充分なのか、どれくらいの活動量なら需要過多なのかも、一概には言えません。なのでご自分の適量を、それぞれが見定めていく必要があるのです。下に注意点をあげますので、思い当たることがないか、確認してみてください。

気血不足チェック

以下の項目で、ひとつでも合てはまることがあれば要注意です。

【 気血の消耗が多い 】
- ☐ 働く時間が長い、量が多い
- ☐ 頭を使うことが多い
- ☐ 目を酷使する
- ☐ 睡眠が短い
- ☐ 根を詰めることが多い

【 気血の供給量が少ない】
- ☐ ダイエットや食事制限をしている
- ☐ 偏食がある
- ☐ 消化不良や下痢が多い
- ☐ 造血作用が弱い

間食がメインで、しっかりした食事をあまりしない人も要注意。
パンや麺ばかりを食べる人、菜食主義の人も、気血両虚が多いです。

気血両虚のタイプと配慮すべきこと

ひと言で「気血両虚」とざっくりまとめていますが、その中でもいろいろなタイプがあり（詳しくは左ページの表をご覧ください）、不調がお互いに影響し合って、症状がこじれていることが多いのです。特に注意してほしいのが、たいてい「**脾虚**《ひきょ》」（胃腸機能の弱り）が同時に起きているという点。つまり**気血両虚の人は、胃腸をいたわりつつ、自分の消化力を考えながら、血液を補う食材をとっていくことが大切**なのです。

脾虚が起きる原因は、食習慣にあることがとても多いのです。**胃は甘いもの、冷たいもの、生もの、脂っこいもの、過度な刺激物を嫌います**。また、消化しないまま次の食事をとったり、夜遅くに消化が悪いものを食べたりすると、胃もたれを起こします。一時的ならまだしも、習慣化すると、胃潰瘍や胃下垂など物理的に消化器が傷んでしまい、回復にも時間がかかるので、要注意です。

他の臓器と違い、胃は口にしたものが直接入り込んできます。
なので、食べるものによって、胃腸の調子は驚くほどダイレクトに変わります。

気血両虚のタイプと回復法

気血両虚はたいてい、胃腸の弱り＝「脾虚」を併発しています。
ご自分が今どんな症状か、表を見ながら考えてみてください。

病状	状態	回復するには
気虚	疲れている	・寝れば治る ・食べれば治る
脾虚	胃腸が疲れている	・胃腸を休める ・胃腸を元気にするものをとる
血虚	貧血で元気がない	・血液を補うものをとる
気虚＋脾虚	胃腸が弱く、疲れている	・休息し、胃腸を休め、胃腸を元気にするものをとる
気虚＋血虚	疲れていて、元気がない	・しっかり食べて休む ・血液を補うものをとる
脾虚＋血虚	胃腸が弱く、元気がない	・まず消化のいいものをとって胃腸を回復させ、その後血液を補うものをとる
気血両虚（気虚＋血虚＋脾虚）	胃腸も弱く、疲れ切って、元気がない	・休息をとりつつ、消化のいいものをとる、その後血液を補うものをとる

軽度 ← → 重度（右から左へ重度）

脾虚は乱れた食習慣のほか、ストレスや疲れすぎからも引き起こされます。
また単純に胃腸が冷えたり、低体温でも脾虚になります。

働く女性が気血両虚になりやすいワケ

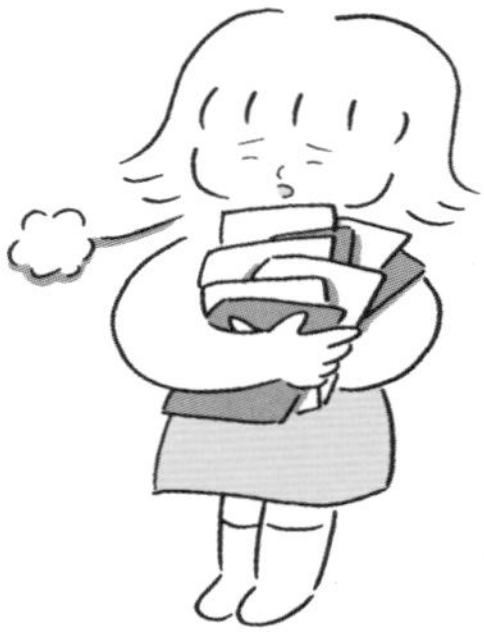

仕事や家事で忙しく過ごす女性の、ライフスタイルを考えてみましょう。頭脳労働や根を詰める仕事、気づかいやストレスが多い環境は、気血をとても使ってしまいます。遅い食事、不規則な食事、間食などは脾に負担がかかります。長時間の座り仕事は血の巡りが悪くなり、働きも鈍化。寝不足だと気血の回復ができず、脾も乱れます。現代社会では、こういう状況と無関係でいられる人は、ほとんどいないのではないでしょうか。

心配なのは、**気血は使えば消耗し、きちんと補給しなければやがて大きなダメージになる**ことを、理解していない人がとても多いことです。お金にたとえれば分かりやすいかもしれません。入ってもすぐ使う自転車操業な人、宵越しの金は持たない浪費家の人がとても多いのです。気血は有限です。手持ちの気血を使い切るような生活をしていないか、いま一度見直してみてください。

食べるものが嗜好品だけになっていたり、時短だけを理由に選んでいたりしませんか？　食事とは、気と血を作る材料をとる行為です。

気血両虚　養生7か条

自分が「気血両虚」だと思い当たる人は、
生活の中で以下のことを配慮してみましょう。
ちょっと気にするだけで、疲れにくくなるはずです。

1. 甘いものより、肉・魚を優先する

甘いものが欲しいときは、気血不足のサイン。
胃腸を弱めるお菓子より、血になる肉や魚を食べましょう。

2. 朝は温かいものをとる

東洋医学では午前7～9時に胃が最も活発に働くと考えます。
温かいものを食べて活動促進を。

3. なんでも100点を目指さない

完璧主義を求めると、気も血も消耗します。
「60点取れればよし」と、何ごともゆる～く構えましょう。

4. 悩みを引きずらない

悩みごとがあっても「私のせいではなく、
気血が足りないせいだ」と割り切りましょう。

5. スマホ・パソコンはほどほどに

ブルーライトで目を酷使するスマートフォン、
パソコンは使用時間を最小限に。特に就寝前は厳禁です。

6. 寝る前に考えごとをしない

夜の考えごとはろくな結果になりません。
悩みや心配がある日こそ、いつもより早く就寝を。

7. 気力・体力を使い切らない

休んだり、食事をとったりするのも仕事のうち。
気力も体力も、八分目で休ませましょう。

朝食は菓子パン、昼にパスタ、おやつにクッキーで、夜はサラダに豆腐だけ。
そんな食生活では気血を補えませんのでご注意を。

こんな生活になっていませんか？
気血両虚＼あるある／悪循環スパイラル例

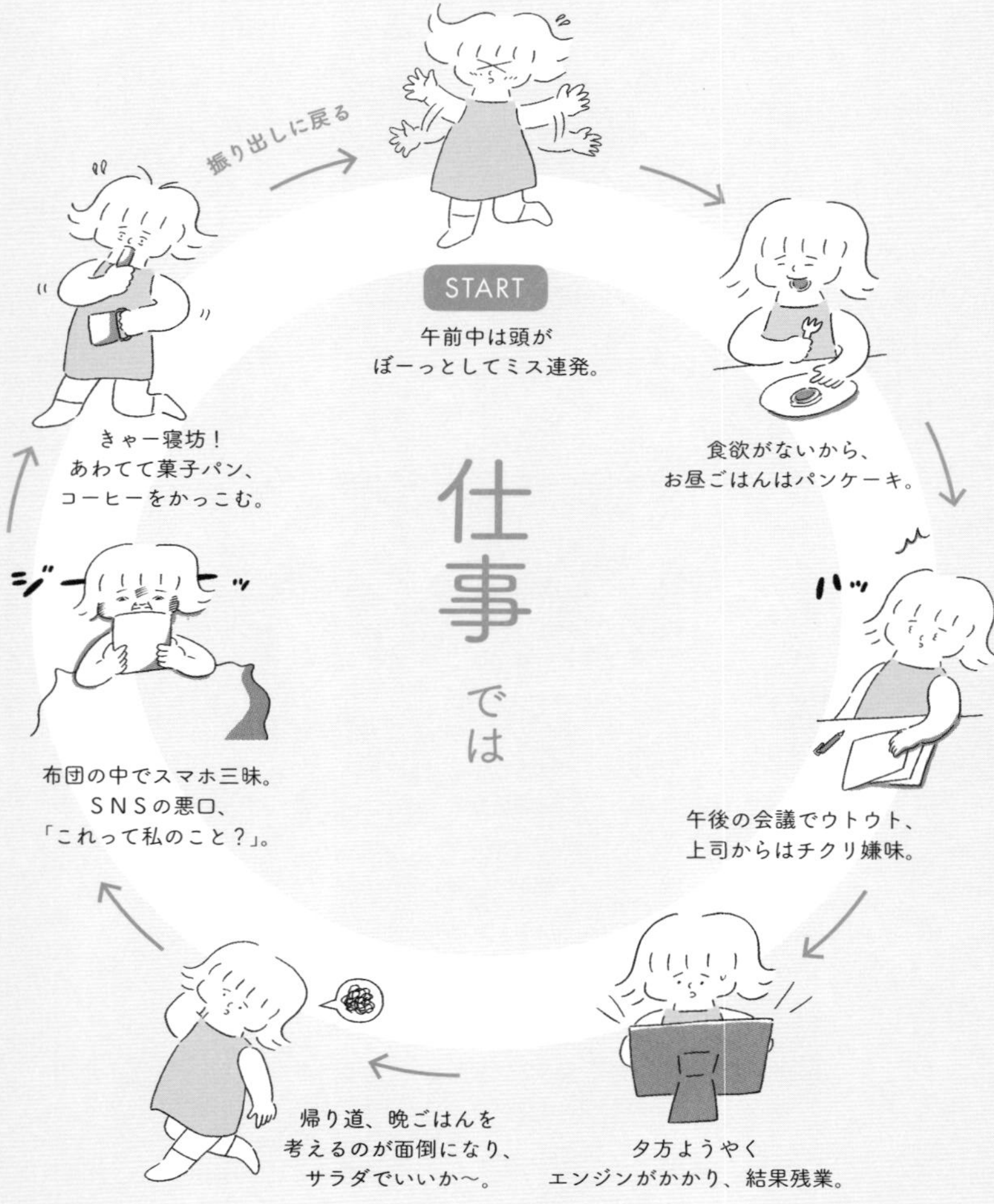

仕事では
振り出しに戻る
START
午前中は頭がぼーっとしてミス連発。
食欲がないから、お昼ごはんはパンケーキ。
ハッ
午後の会議でウトウト、上司からはチクリ嫌味。
夕方ようやくエンジンがかかり、結果残業。
帰り道、晩ごはんを考えるのが面倒になり、サラダでいいか〜。
ジーーッ
布団の中でスマホ三昧。SNSの悪口、「これって私のこと？」。
きゃー寝坊！あわてて菓子パン、コーヒーをかっこむ。

どこかでこの負のスパイラルを
断ち切ろう！

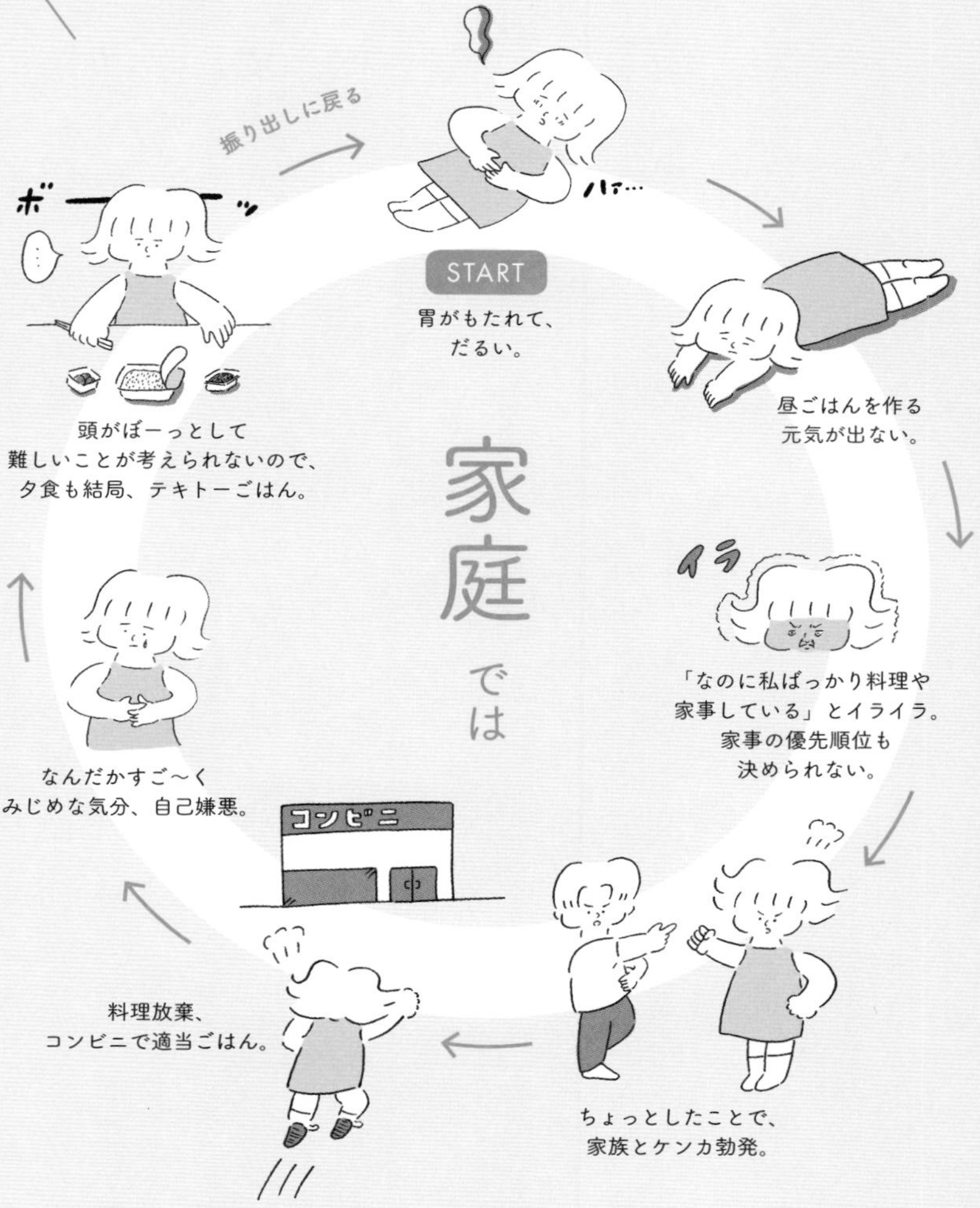
家庭では
START
胃がもたれて、
だるい。
ハァ…
昼ごはんを作る
元気が出ない。
イラ
「なのに私ばっかり料理や
家事している」とイライラ。
家事の優先順位も
決められない。
ちょっとしたことで、
家族とケンカ勃発。
コンビニ
料理放棄、
コンビニで適当ごはん。
なんだかすご～く
みじめな気分、自己嫌悪。
ボーーッ
頭がぼーっとして
難しいことが考えられないので、
夕食も結局、テキトーごはん。
振り出しに戻る

必ず結果が出る！
超お手軽
気血両虚改善法 3

さて、今までのページを読んでなんとなく「気血両虚」の人のイメージがつかめてきたのではないでしょうか。「私って気血両虚かも」と思った人は、「じゃあどうすれば改善するの？」と疑問が浮かぶことでしょう。**答えはズバリ、毎日の食事です。**しかしいきなり「健康的な食事に変えましょう」と言われても、なかなかハードルが高いですよね。なので、手っ取り早く効果が出る、３つのおすすめ「気血ごはん」をご紹介いたします。

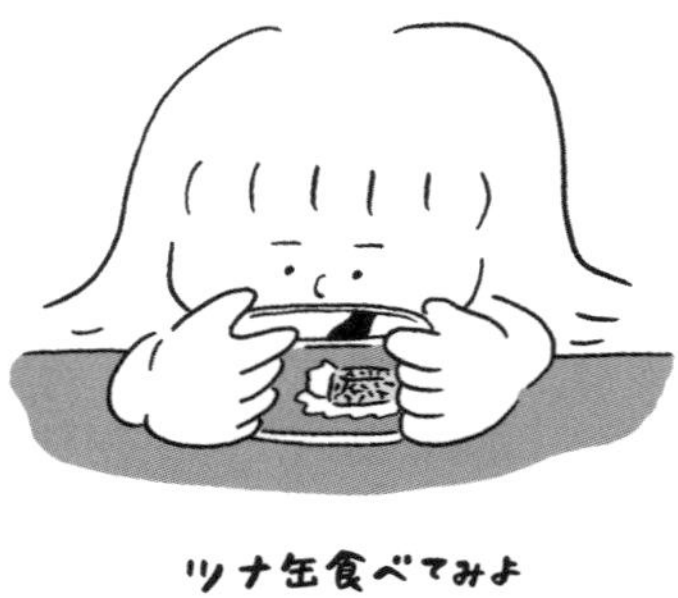

1.
朝1杯のおみそ汁

毎日必ず、朝7時から9時の間に、おみそ汁を1杯飲みましょう。理想はごはんとおみそ汁の朝食ですが、パンに合わせてもいいし、おかゆにみそを溶いたものでもOK。朝食以外にも、たとえば仕事がひと段落したときなどに、コーヒーやお茶感覚で、みそ汁を飲んでみましょう。みそはお好みのもので大丈夫ですが、きちんと発酵しているもの（**本醸造のみそ**）を選んで。

2.
ツナ缶で1週間

今現在食べている普通の食事に加え、**血の材料となるツナ缶を1日1缶、食べる習慣をつけましょう**。ツナ缶は70g入りの小さなサイズで大丈夫。卵焼きに入れたり、野菜のおひたしに加えたり、ごはんにのっけてもいいでしょう。これをとにかく1週間続けてください。ツナが食べられないときは、**毎食必ず動物性たんぱく質をとる**ことを意識してください。

3.
おやつは魚肉ソーセージ

甘いお菓子を食べたくなっても、とりあえず1週間ぐっとこらえて、**おやつは血の材料となる魚肉ソーセージなどを食べるようにしましょう**。気血両虚の人は、甘いものを食べすぎる傾向にありますが、「栄養としての食」と「楽しみの食」は別物。後者は本来、週に1～2回程度でいいのです。「適量」の感覚を取り戻せるまで、まずは1週間試してみましょう。

改善法 ❶

朝1杯のおみそ汁

東洋医学では、ある臓器が修復され、活動的になる時間帯が臓器ごとに決まっています。たとえば肝臓なら深夜1〜3時、胆のうは夜11時〜深夜1時という具合に。そして**朝食を食べる朝7〜9時は、胃の時間帯**とされています。この時間帯にきちんと養生すれば、胃が修復され、元気になり、結果として栄養がスムーズに吸収されます。効果的な養生は「**温かいものをとること**」と「**発酵食品をとること**」。ダントツおすすめが**みそ汁**です。

発酵食品であるみそは胃腸の調子を整え、元気づけてくれるだけでなく、血の材料にもなり、肉魚やお酒の解毒効果も。また胃は温めると、働きもよくなります。

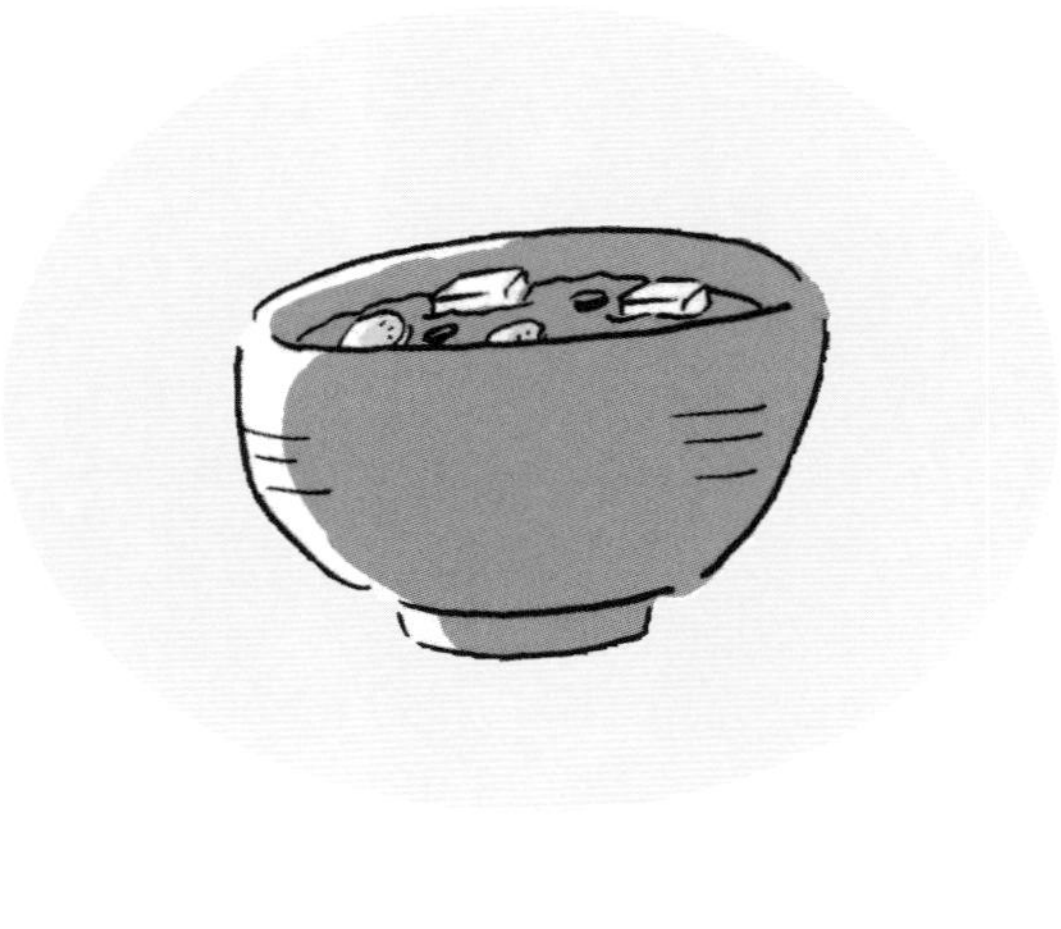

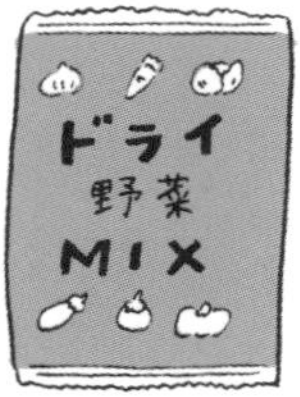

具材を入れるとなおよし。保存性がある、ドライ野菜や乾燥わかめなどを積極的に活用しましょう。

時間がない人は生みそタイプのレトルトでOK。ただし、フリーズドライはあまりおすすめしません。

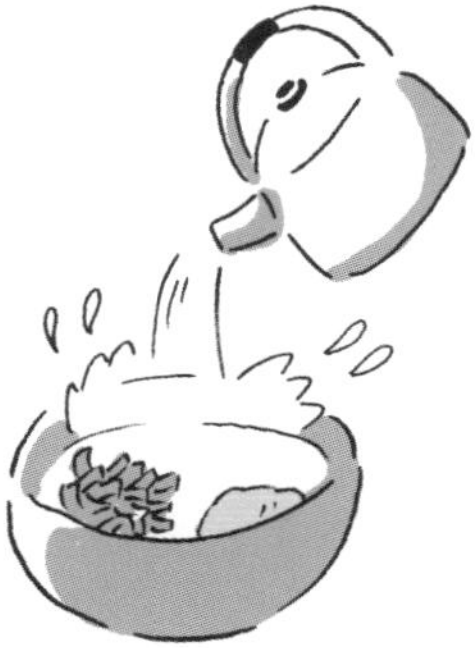

お椀に一杯のかつお節とみそ適量を入れ、お湯を注いで作る沖縄の郷土料理「かちゅー湯」もおすすめ。

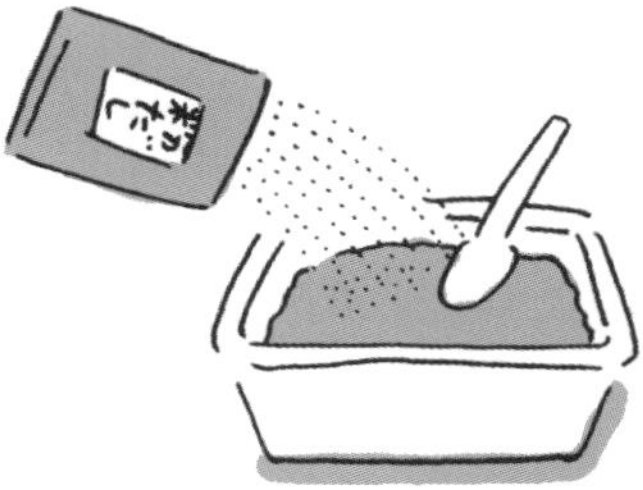

市販のみそに粉だし適量を混ぜた、だし入りみそを作っておくと、お椀に入れてお湯を注ぐだけで手軽。

『養生訓』で有名な江戸時代の学者・貝原益軒《かいばらえきけん》もおみそ汁の有益性を説き、「生まれてから亡くなるまで欠かせないもの」と記しています。

改善法 ❷

ツナ缶で1週間

気血両虚の人は貧血ですから、とにかく**鉄分の多い動物性たんぱく質を食べる必要があります**。しかも血液の細胞は「毎日一定数つくられ、壊される」というサイクルで生成されているので、コンスタントに供給しなければいけません。鉄分補給に最も効果的なのはレバーですが、調理がなかなか面倒です。かつおやまぐろもいいのですが、お刺身は生もので胃腸に負担がかかるので、できれば加熱したほうがいい。難しいですね。

手っ取り早くコンスタントに。そんな条件を踏まえると、**ツナ缶は最強**です。味の面でも続けやすく、価格も手ごろで保存もきく。とにかく1日1缶を1週間続けてみれば、きっと効果を感じてもらえると思います。

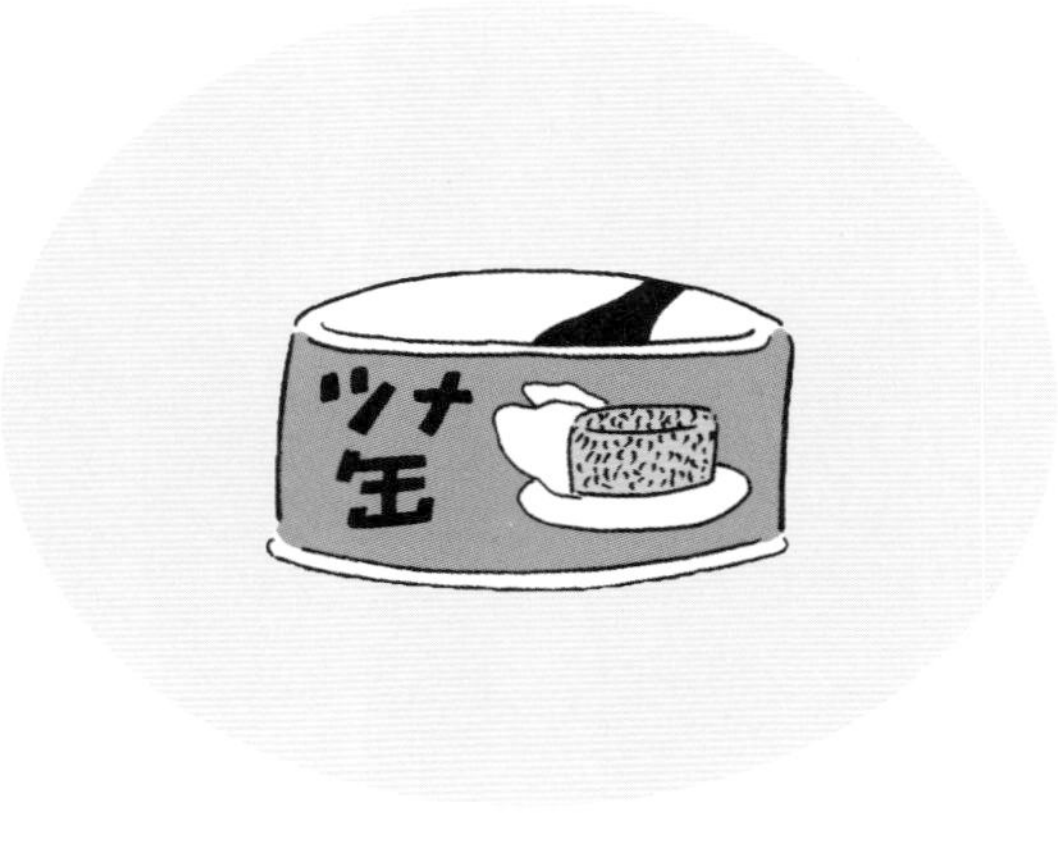

「ツナ缶１週間」は、貧血改善の最も簡単な方法。それすらやる気が出ないのであれば、自力回復は無理。誰かの手助けが必要な状態です。

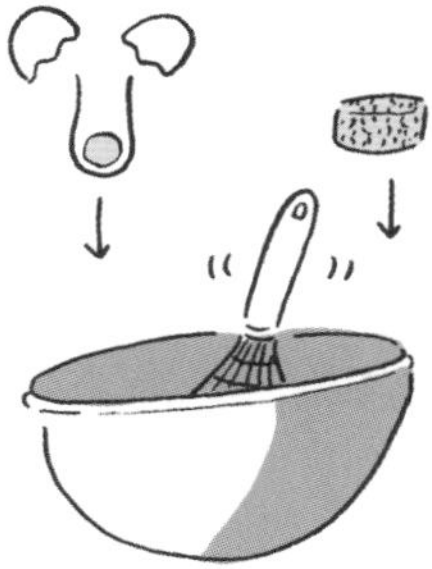

割りほぐした卵に混ぜて、スクランブルエッグに。それをパンに挟んで朝ごはんにもいいですね。

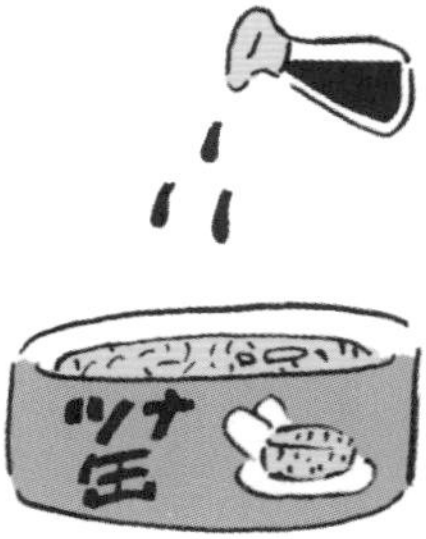

そのまましょうゆをかけて、おかずやおつまみに。発酵食品との組み合わせで、胃腸の働きも活性化。

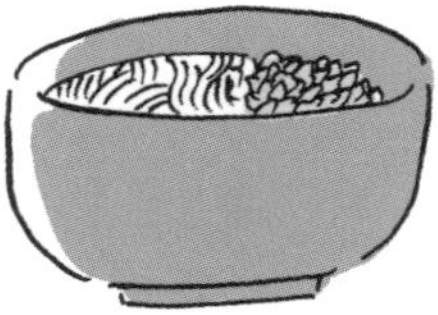

麺のトッピングにもおすすめ。パスタやうどん、そうめんなど、どんな麺にも合わせられる懐の深さ。

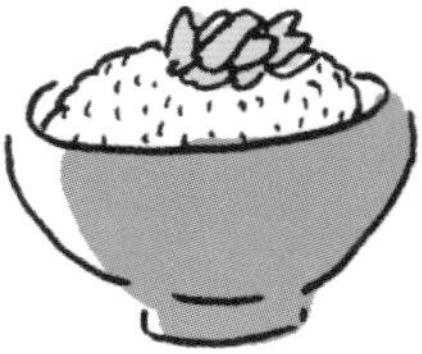

汁気をきって、炊いたごはんにのっけてツナ丼に。ざく切りにした細ねぎや香菜をかけて、どうぞ。

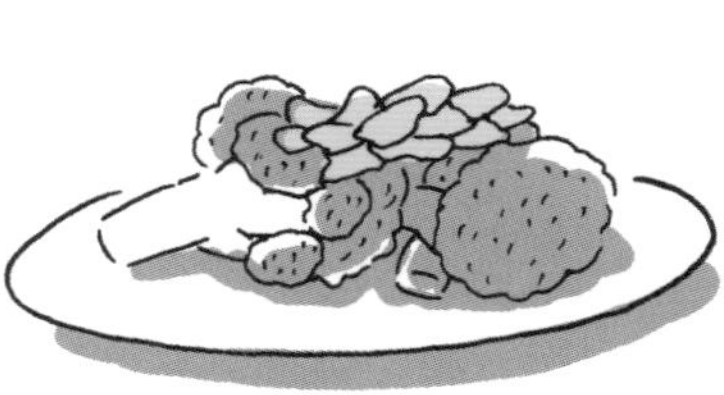

サラダのトッピングは王道です。市販のカット野菜や温野菜を食べるときに、プラスしましょう。

改善法 3

おやつは魚肉ソーセージ

気血両虚には「おやつを食べずにはいられない」という人がとても多いです。先にも書きましたが、**血不足の人は甘いものが無性に食べたくなってしまう**のです。そしてたいてい、胃を傷めるチョコレート、クッキー、シュークリームやアイスクリームなどを間食し、逆に体調や精神状態を悪くしてしまっているのです。

発想を変えて、おやつタイムをネガティブからポジティブへ。**おやつは血をつくる動物性たんぱく質をとるようにしましょう**。便利なのは魚肉ソーセージ。小分けになっていて、においも立てる音も少なく、手も汚れにくい。すり身なので消化もしやすいです。できるだけ添加物の少ないタイプを選ぶようにしましょう。

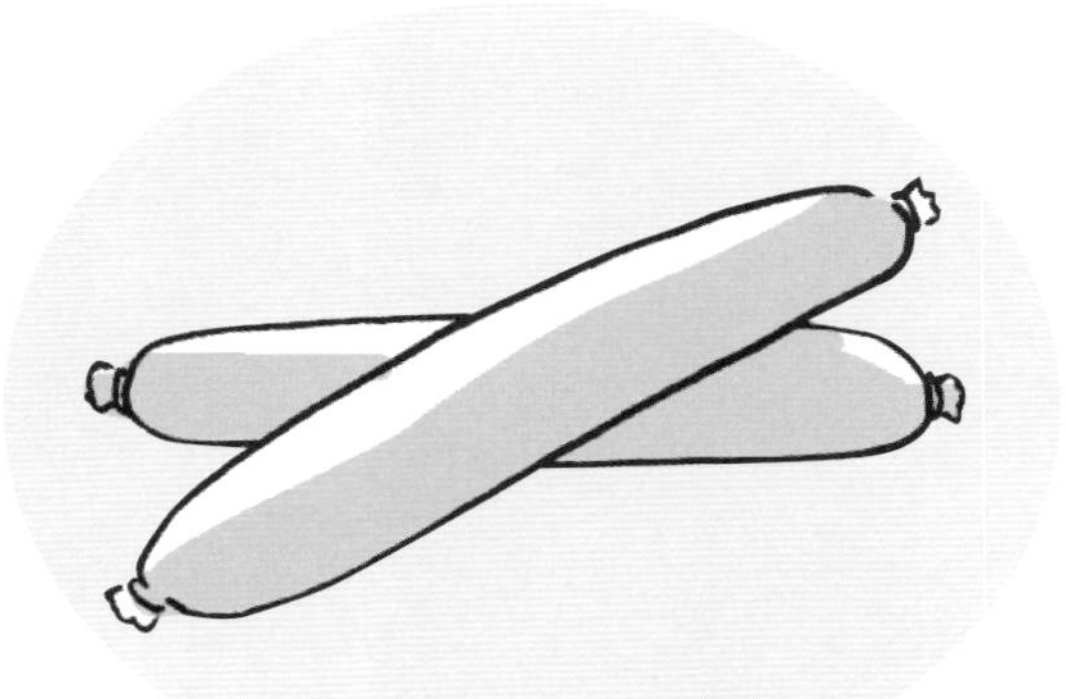

動物性たんぱく質という意味で、さけとばや、するめいか、貝ひもなどもおすすめ。ただしこちらも塩分や添加物控えめのものを。

NGおやつ

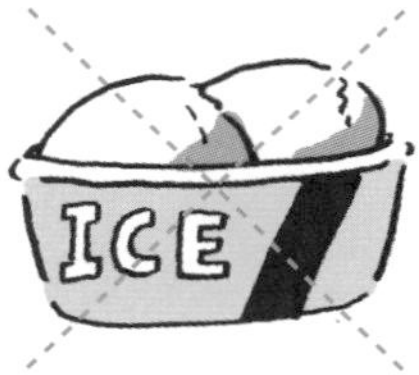

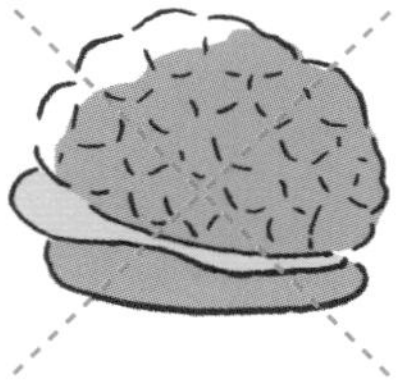

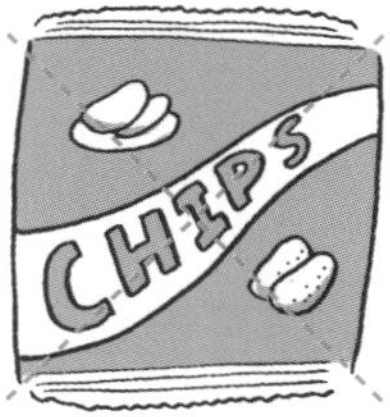

アイスクリームなど冷たいもの、シュークリームやクッキーなど乳製品を使ったもの、ポテトチップスなど脂っこいものは、胃を弱めます。

おすすめおやつ

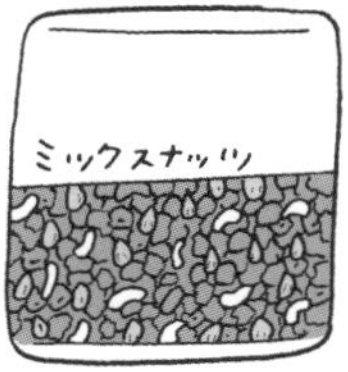

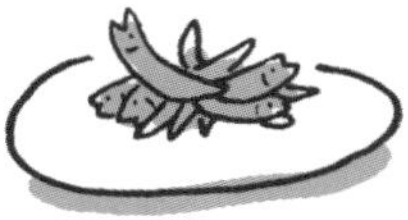

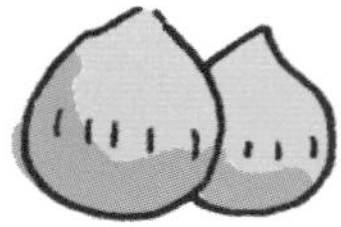

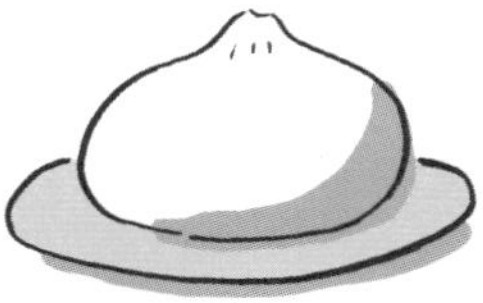

ミックスナッツ、小魚、甘栗やドライフルーツ。空腹感が強いときは、いっそコンビニで肉まんやフランクフルト、から揚げを買って食べても。

気血両虚　食べ方の基本7か条

胃腸が弱く、栄養が不足しがちな気血両虚。
普段のごはんで、以下のことに気を配るようにすれば
ぐっと調子がよくなるはずです。

1. よくかんで食べる

食べ物が胃や腸に届く前に、まずは口の中でできるだけ消化を。
ひと口30回が理想ですが、10回が20回になるだけでも大変化です。

2. 食事中にできるだけ水を飲まない

消化液である胃酸が薄まるので、食事中や食前食後30分は、
水を飲まないように。おみそ汁やスープがあれば、水やお茶は不要です。

3. 夜ごはんは寝る3時間前までに

夕食が遅い場合は、ボリュームのあるものを避け、消化のいいものを。
胃に食べ物が残ったまま寝ると、翌朝の食欲も落ちがちなので要注意。

4. 朝ごはん抜きはNG

人は朝食をとることで自律神経が整い、体もすっきり目覚めます。
食欲がない人も、せめておみそ汁１杯でも飲む習慣をつけましょう。

5. ごはんは和食中心で考える

パスタやパンで気血を補う栄養バランスをとるのは、けっこう難しい。
家でも外食でも、和食の定食に近いイメージで食べるものを考えて。

6. 野菜と肉・魚をバランスよく食べる

女性は「野菜を食べなきゃ」と考える人が多いですが、肉と魚も同じくらい大切なもの。良質なたんぱく質をとることを常に意識してください。

7. 冷たいもの・生もの・甘いものを避ける

胃腸の働きを弱めるベスト３が、上記の３つ。「おなかの調子が悪いな」「風邪をひきそうだな」と感じたら、しばらくは食べるのを控えましょう。

消化できずに就寝すると眠りが浅くなり、翌朝は膨満感で朝食抜きというパターンになりがち。朝の元気のために、夕食は早めに。

気血両虚に間違った健康法をしていませんか？

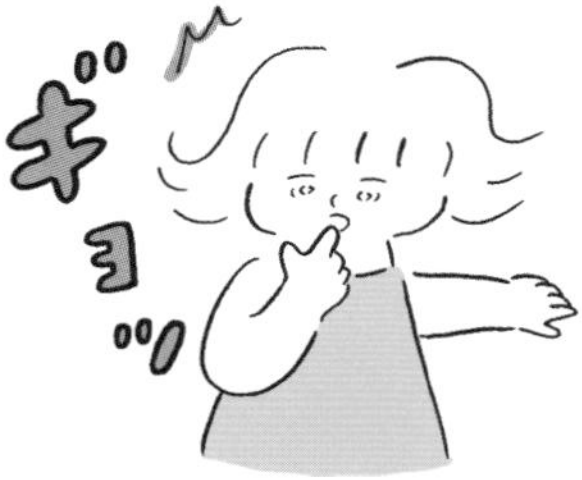

気血両虚の人が、気血を消耗しがちな生活を送っていて、充分な栄養がとれていないことが、少しずつ分かっていただけたのではないかと思います。そしてもうひとつ気にかけておいてほしいのが、**健康のために「よかれ」と思ってやっていることが、逆に体調を悪くする原因になってしまっている**ケース。鍼灸院にいらっしゃる患者さんでも、このパターンがとても多いのです。

気血両虚の人は真面目な人が多いので、世間的に「いいこと」と思われていることをそのまま実践していることも多いのですが、体質というものは人それぞれ。ある人にとっていいことが、別の人には健康を損なう原因になることもあるのです。以下のページで、気血両虚の人が陥りがちな、勘違い健康法をあげておきました。ご自分に思い当たることがないか、チェックしていただければと思います。

「デトックス」にご用心

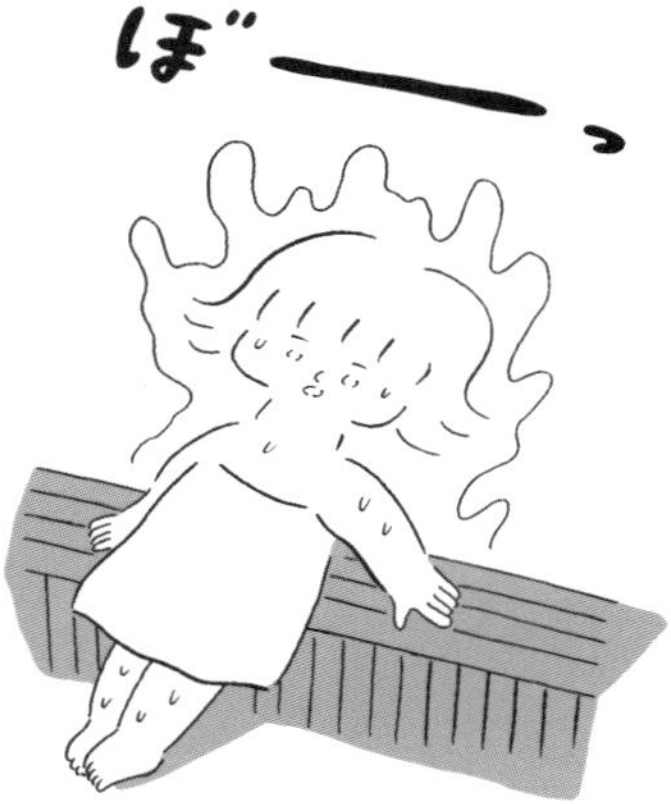

健康や美容のためには「デトックスが大事」。そう思っていませんか。確かにデトックスすることは大切なことですが、そのリスクを知った上でバランスを考えなくてはいけません。というのも**「出す」は「いらないものだけを出す」ことができない**のです。つまり、出すだけの余力、体力があることが前提になります。

たとえば生理の経血は、子宮内の血液だけでは排出できず、きれいな血が潤滑液になって排出されます。ですから、たまっているものだけでなく、一緒にきれいな血＝体に必要な血も排出しているのです。気血両虚の人は、そういった体に必要なきれいなものが不足している状態。実は**とてもデトックスする余裕なんてない**のです。それなのに無理やりデトックスすればどうでしょうか。「体が軽くなった」「すっきりした」と言いながら、その後ふらふらしているなら、デトックスが不向きな体質、状

利尿作用の多いデトックスティーは便の中の水分も強制的に出されてしまうので、潤いが少ない便になり、便秘の原因になることも。

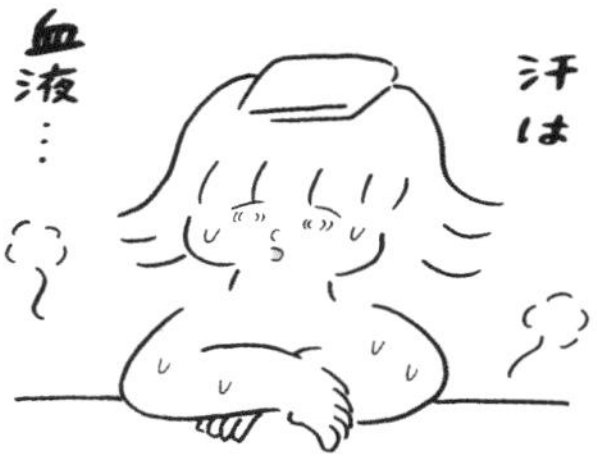

態なので、注意しなくてはいけません。

具体的に見ていきましょう。「長風呂してしっかり汗出し」は、気血両虚の人は絶対NG。汗は血液からできているので、**汗の出しすぎは貧血になります**。そして汗と一緒に気も抜けてしまいます。長風呂しながらうたた寝をしてしまう人は、脳貧血状態なので危険です。

「お通じをよくするサプリやお茶を飲む」。**お通じをよくする成分は、栄養吸収を阻害するものも多く**、残念ながら**せっかくとった鉄分も、食物繊維にからめ取られ、吸収されずに排出されてしまいます**。

「デトックスのために玄米や食物繊維をたくさんとる」。同じく鉄分が吸収されず、体外へ。**脾が弱まった人は食物繊維が多すぎると消化できず、おなかが張りやすくなります。玄米も消化に負担がかかる**ので、脾の弱い人はかえって体調が悪くなることもあるのでご注意を。

玄米は高い栄養価が有名ですが、外皮がかたく、消化に負担がかかるので、消化力に自信がある人以外は、無理に食べる必要はありません。

勘違い健康法❷

「糖質オフ」「断食」「ダイエット」の落とし穴

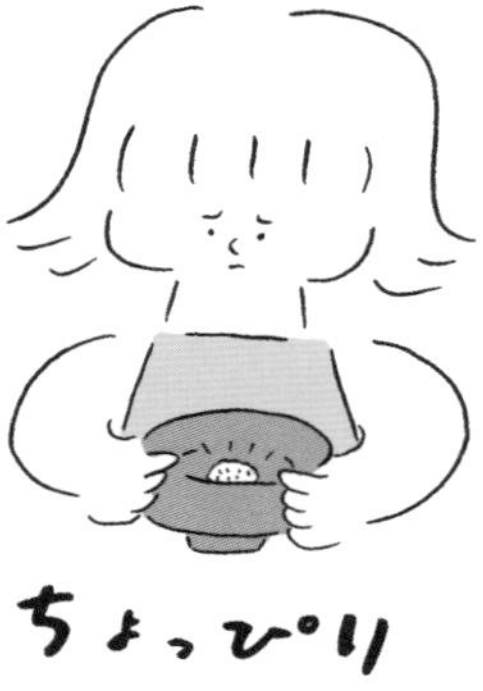

糖質のとりすぎ、食べすぎ、これ自体はよいものではありません。けれど確かなロジックなしに、「糖質は控えたほうがいい」「断食したほうがいい」と思い込んではいないでしょうか。

たとえば断食の目的は、疲れた胃をリセットすること。でも普段から**栄養供給が自転車操業の人が断食すると、すぐに栄養不足でへなへなに**なってしまいます。ほかにも、ダイエットが原因で血液をつくるスイッチが入りにくくなってしまった人、極端な糖質制限をして体力がなくなってしまった人など、無理な食事制限をして、体調を崩す人が非常に多いのです。「夜の炭水化物抜き」がはやった時期には、便秘ぎみの人が多数、鍼灸院にいらっしゃいました。

糖質制限ダイエットでは、糖に変換されるあらゆるもの、米や雑穀、大豆といった穀類、いも類も制限の対象

もし断食をしたいのであれば、必ず専門家がいて、回復食も完備された場所で行いましょう。自己流でアレンジするのは危険です。

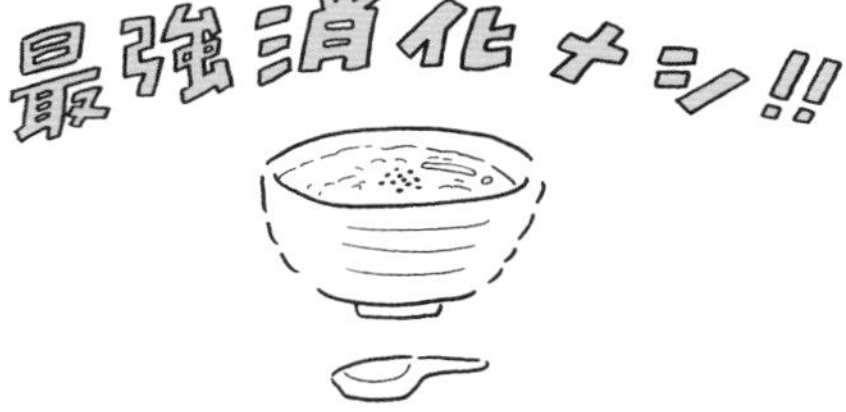

になります。けれど薬膳では、**穀類は私たちの体を日常的に養うもの**と考えます。特に米は、「脾胃を養い、元気をつけるもの」と言われています。江戸時代の本草書『本朝食鑑《ほんちょうしょっかん》』では「気力を増し、血流を通し、五臓をやわらげ、顔色をよくする」「わずかな毒気もなく、病気のときは薬となり、健康なときにも薬となる」と米を大絶賛。気血両虚の人には、むしろ欠かせないものであるのが分かります。そして**いも類の多くも、脾を養う効果があると**いわれています。脾虚を併発しがちな気血両虚の人は、むしろ日常的に食べるべき素材なのです。

消化の悪い人、食後に眠くなりやすい人は、消化しやすいおかゆやおじやがおすすめです。今でも病後は、おかゆから始めますよね。昔はお乳が出ないときは、おかゆの上澄みを飲ませたほど。もちろん単独で食べすぎはよくないですが、本来お米は、滋養あふれるものなのです。

お米は漢方で使う場合は「粳米《こうべい》」と呼び、効能の強い漢方薬を飲む際に、胃腸を守るために使われたりもします。

勘違い健康法 ❸

「朝のくだもの」が、胃弱を招く

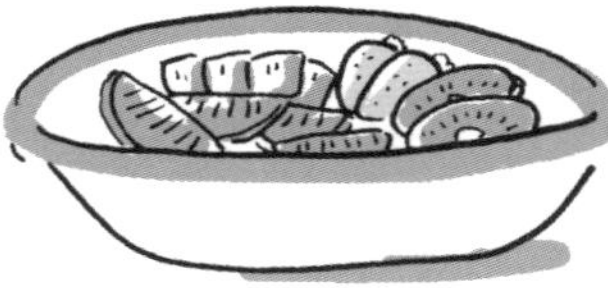

今は少し下火になりましたが、一時期「朝に飲むスムージー」がはやりました。他にも朝食はフルーツ＋ヨーグルトだけという人や、グラノーラ＋フルーツという人も。「朝のくだものは金」という言葉の通り、くだものは体にいいものですが、食欲がない朝はくだものだけというのは、東洋医学的にはちょっと微妙なのです。

というのも、**胃の働きを弱めるものの代表が、「冷たいもの」「生もの」「甘いもの」**で、フルーツやスムージーはその三拍子がそろったものなのです。何度か出たお話ですが、朝の7〜9時は、胃を修復し活性化させる時間帯。この時間に温かいものや発酵食品をとると胃は元気になりますが、逆に冷たいもの、生ものを食べると、胃は元気がなくなり、働きが停滞してしまうのです。

日本は湿気が多い国です。特に6月から10月は湿度の高い天気や長雨が続きます。**胃は湿気に弱い**ので、夏は

くだものを食べたいときは、冷やさず常温で。空っぽの胃に入れるのではなく、食後や体温が上がる昼間に食べるようにしましょう。

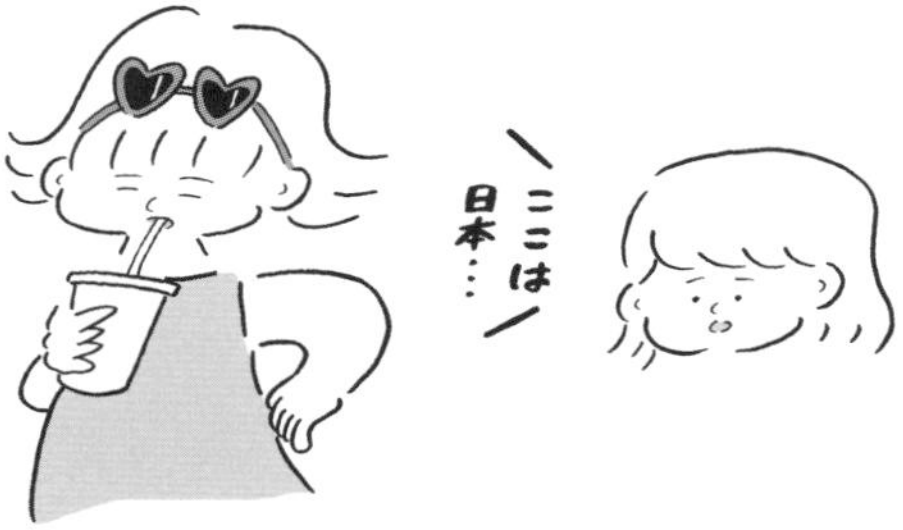

この湿気と食事の不摂生で胃腸の調子を崩し、食欲不振になる人がとても多いです（いわゆる夏バテ）。東洋医学では、いつ、どこで、どんな体質かを判断し、それに従い食べ物や漢方薬を選びます。日本は湿気が多いので、胃腸が弱まりやすいという前提で、体質を考えます。

さて冒頭のスムージーや、フルーツたっぷりグラノーラは、どこの国から生まれたものでしょうか？　ハワイや米国西海岸など、乾燥した国や地域ではないでしょうか。つまり湿気の影響が少ない場所。そこの食をそのまま日本に取り入れると、胃腸にはとても負担がかかるのです。たまにお楽しみとして食べるのはもちろん結構ですが、調子を崩しながらも常食するのは、やっぱり問題がありますよね。郷に入っては郷に従えと言いますが、食事はまさにそう。土地に合ったものを食べないと、調子を整えるのはなかなか難しいのです。

仕事が忙しい人にとっては、実は朝食がいちばん安定して栄養を摂取できる機会。外食でとりにくい栄養素を、しっかりここで補給しましょう。

勘違い健康法 4

夜食に「冷ややっこ＋納豆」の危険性

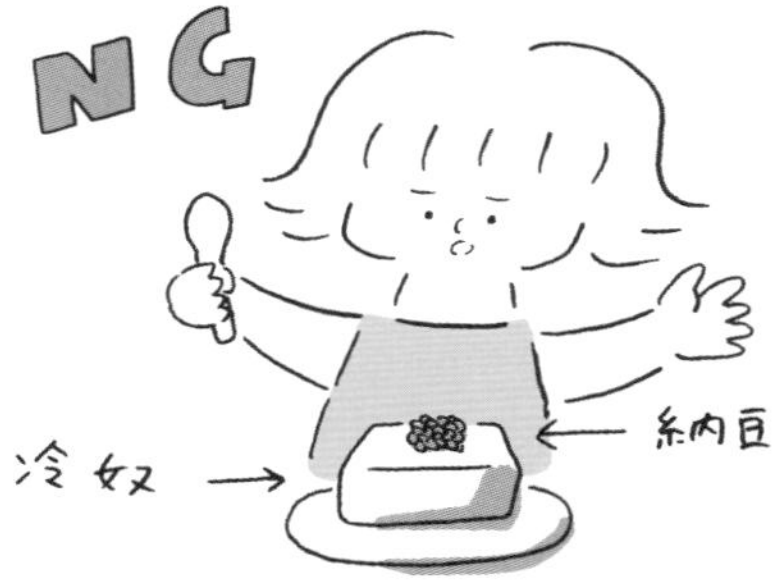

みなさんご存じのように、大豆製品は非常にすばらしいものです。その栄養価や効果・効能は、薬膳でも大いに活用されています。しかしこれも、メリットとデメリットがあります。なぜ大豆は加工食品が多いのでしょうか。それは大豆が乾物そのままでは食べられないから。あれこれ手間をかけて、なんとか食べられるようにしたいと先人たちが考えたから、加工されているのです。

実は**大豆って、すごーく消化されにくいもの**なのです。気血両虚の人は胃腸が弱い人が圧倒的多数で、消化にもそれなりの時間が必要。特に夜遅い食事だと、消化を待たずに寝ることになり、翌朝の胃もたれや、おなかが張り、ガスっぽくなる原因になってしまうのです。

テレビや雑誌、SNSなどで「納豆が体によい！」という情報が出ると、みなさんこぞって納豆を食べます。さらに「今日は夕食が遅いから、ヘルシーに冷ややっこ

消化不良のまま眠ると、朝起きて食欲がわかないだけでなく、睡眠も浅くなるので、体がだるく頭もぼーっとする原因になります。

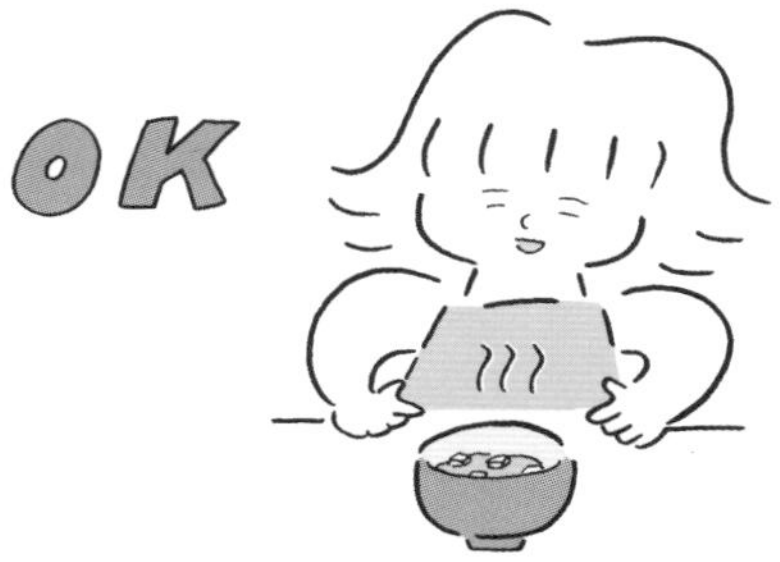

や納豆にしておこう」なんてことも。健康情報に敏感な人ほど頑張って、豆類や納豆を食べようとします。もちろん大豆そのままよりも、豆腐や納豆のほうが消化しやすいですが、あくまで「大豆と比較して」という前提です。**薬膳で豆腐は、体を潤し余熱を冷ます食材ですが、多く食べると下痢をすると古い文献にあり、胃腸が弱い人、冷えやすい人は気をつけてほしい食材**なのです。

私も納豆や豆腐は大好きなので、家の食事にもよく登場します。朝ごはんに納豆を食べたり、豆腐のおみそ汁にしたり、お昼に肉豆腐を食べたりすることも。でも大豆製品が重ならないよう気をつけます。大切なのは、どの時間帯に、どのくらいの量や頻度で、ということ。食後の体の状態を観察し、「調子がいまひとつだな」と思ったら、控える。そして「夜遅くに」「たくさん」「毎日」には気をつけましょうということです。

寝る前の胃腸の状態は、空腹でおなかが鳴るくらいがちょうどいいのです。
逆算して、晩ごはんの時間を早めるようにしましょう。

勘違い健康法 5

体力ないのに「筋トレ&マラソン」

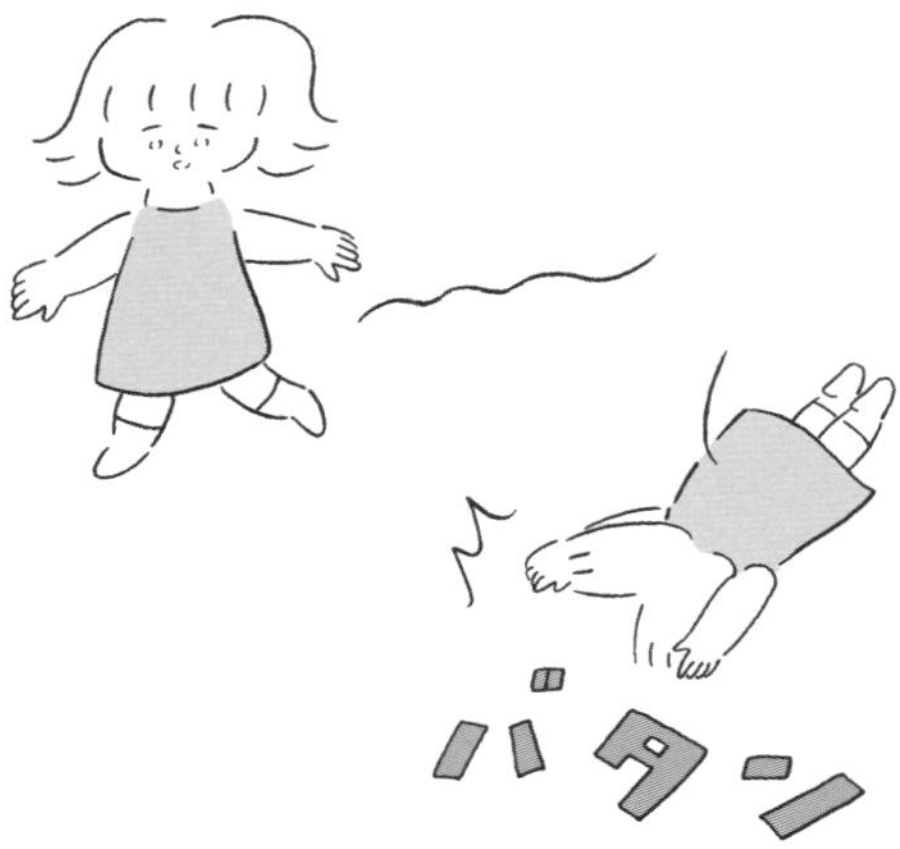

「体力が落ちているなあ」と感じることが多い、気血両虚。日々の生活だけで精一杯なはずなのに、体力をつける方法を「運動」だけと思い込み、無理してジムに通って筋トレしたり、マラソンを始めたりする人がいます。「やってみてどうですか?」と尋ねると、たいていが「疲れて、そのあとはぐったり」というお答え。

「生きる」ということは、どんな活動をしてもエネルギーを消耗し、それを補うために食事や休息が必要です。気血両虚の人は、エネルギーの需要と供給のバランスが崩れており、日々のエネルギーがまかなえていない状態です。それなのに筋トレやマラソンで鍛えるのは、再びお金にたとえるならば、生活費もままならない状態なのに、投資に莫大なお金を回しているようなもの。順番が逆です。まずはコツコツ気血をチャージし、余力が出てから鍛える。その順番を忘れないようにしてください。

マラソンや激しい筋トレは、気血の消耗だけでなく、体のベースである腎(精)も損なうおそれが。まずは軽いストレッチや散歩から。

勘違い健康法 5

冷え性の改善に「しょうが湯」

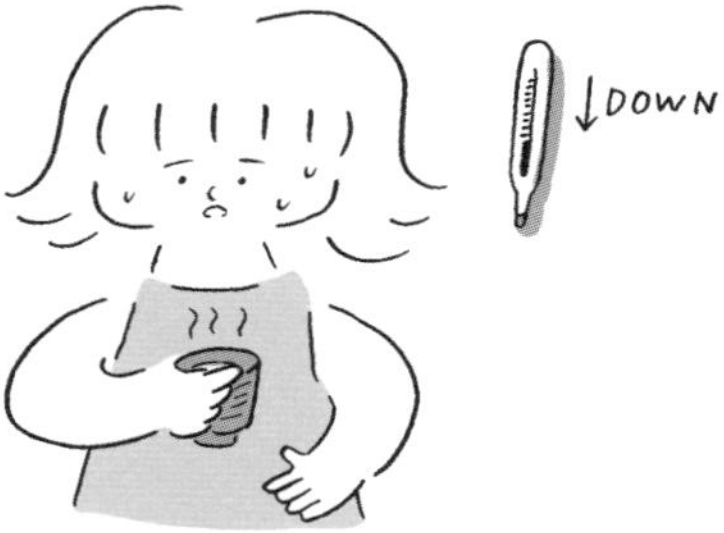

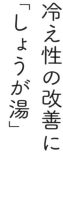

しょうがは生薬でも使い、生姜《しょうきょう》（生のしょうが）と乾《かん》姜《きょう》(乾燥させたしょうが)があります。生姜は解毒を促し、発汗により風邪を追い出す作用がありますが、追い出すときに体力を使います。体表の血流がよくなり、カッカさせて発汗させ、**一瞬温まった感じがしても、最終的には体温が下がります。**汗で毛穴が開いた状態になるので、かえって冷えてしまうのです。

反対に乾姜は、体のしんから温める効果がありますが、それはすみずみまで温かい血液が流れていることが条件で、**血液の少ない気血両虚の人は、空焚き状態になり、のぼせや肌あれの原因になります。**

「しょうが湯は薬膳だから、冷え性にはいい」と思われがちですが、体質によっては逆に負担になるものなのです。薬味としてのしょうがもあくまでほどほどに、しょうが湯の飲みすぎにはご注意を！

生姜は胃の血流をよくして、食欲増進させますが、多すぎると胃が荒れる原因にも。何事も、過ぎたるは及ばざるがごとしなのです。

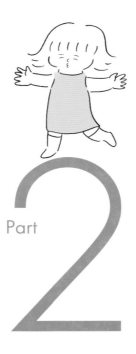

Part 2

気血ごはんは「手軽」じゃないと続かない

パート1を読んで、「私って、気血両虚かも」と思われた人も、けっこう多いのではないでしょうか。それを改善するにはやはり、毎日の食生活が重要です。ただし、気血両虚の人は真面目なところがあるので「ああしなきゃ」「こうしなきゃ」と気負いすぎてしまうと気持ちの負担になり、続きません。

「手軽」「ゆるゆる」「ほどほど」をキーワードに可能な限り、気と血を補い、脾をいたわる「気血ごはん」を取り入れていく方法を考えていきましょう。

気血両虚に必要な食材はどんなもの？

薬膳とは、「食べ物にはこんな効能がある」ということが、何千年にわたり経験的にまとめられた知恵。みなさんも「夏野菜は体を冷やすものが多い」「根菜は体を温める」など聞いたことがあるのではないでしょうか。そのほかに、どの経絡（気や血の通り道）にその栄養や作用が入りやすいかも考慮されています。

気血両虚の人が必要な食べ物は、そのまま「**気と血を補うもの**」です。さらに気血両虚と関連が深い「**脾を元気にしてくれる食材**」。素材によっては、それらすべての作用を持っているものもありますし、より気を補う力が強い素材、血を補う力が強い素材、脾胃を元気にしてくれる効果が強い素材もあります。こういった「気血ごはん」はひとつの食材をとっておけばいいということではなく、できれば**複数の食材を一緒にとったほうがより効率が高まりますし、作用も増強されます。**

現代の栄養学と薬膳では効果・効能が同じものもあれば、異なるものもあり。特定の成分が突出して高い食べ物は、相違が少ないです。

気を補う食材

米（うるち米）、いも類（山いも、長いも、さつまいも、じゃがいもなど）、アスパラガス、かぶ、かぼちゃ、アボカド、きのこ類（しいたけ、干ししいたけ、えのきだけ、しめじ、まいたけ、エリンギなど）、さけ、いわし、かつお、まぐろ、ぶり、あなご、うなぎ、えび、たこ、牛肉、豚肉、鶏肉、卵、棗《なつめ》、甘酒、みそ、酒粕など

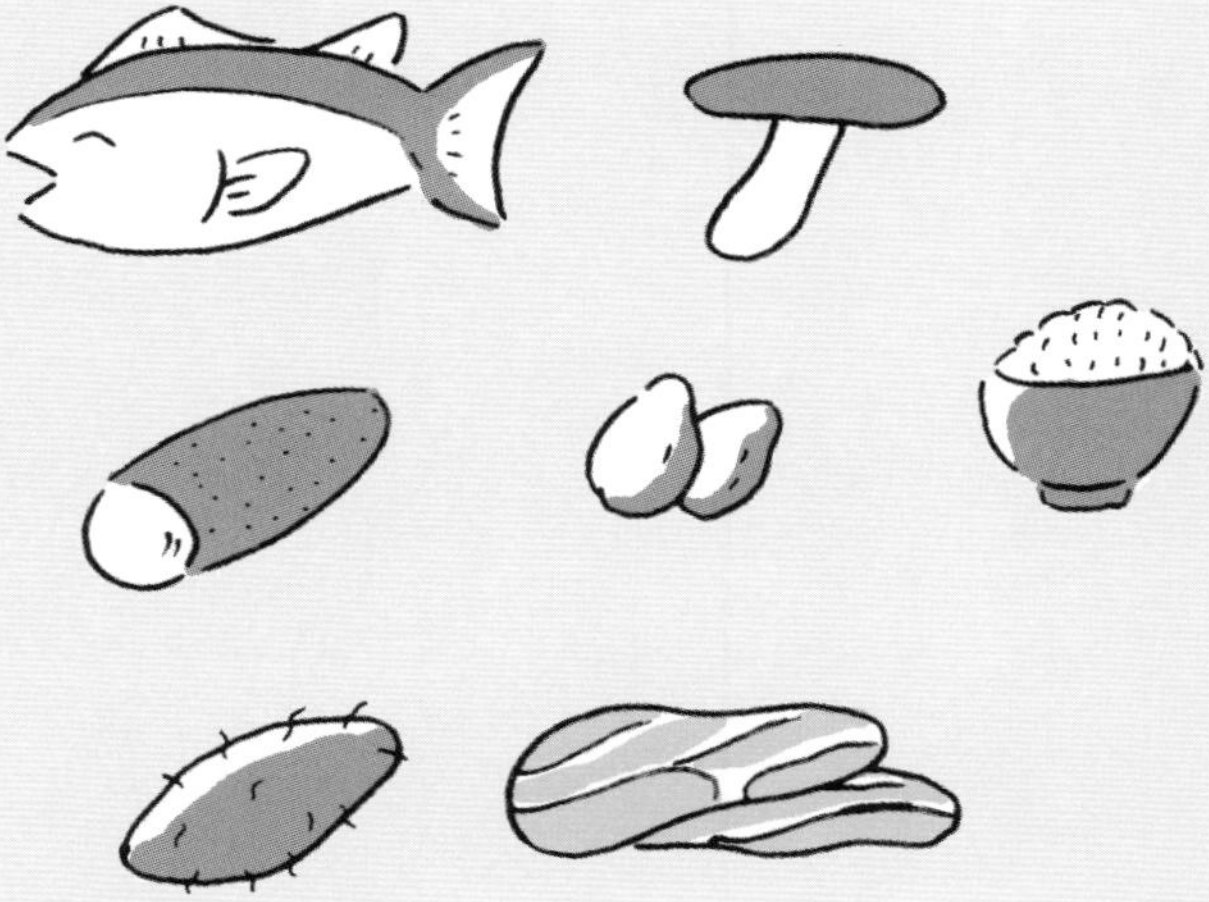

なんとなく平凡な脇役のような食べ物は、長く食べても体調を損なわず、気を補うものや脾をいたわるものが多く含まれています。

血を補う食材

［動物性の食材］

レバー、牛肉（赤身）、かつお、まぐろ、さけ、ぶり、いか、たこ、あさり、しじみ、かき、卵など

［植物性の食材］

にんじん、ほうれん草、黒豆、黒きくらげ、黒ごま、くこの実、棗など

※動物性の食材と比べ、植物性の食材は吸収率が悪いので、必ず動物性をメインでしっかりとりましょう。植物性だけというのは、気血両虚の人にはあまりおすすめできません。

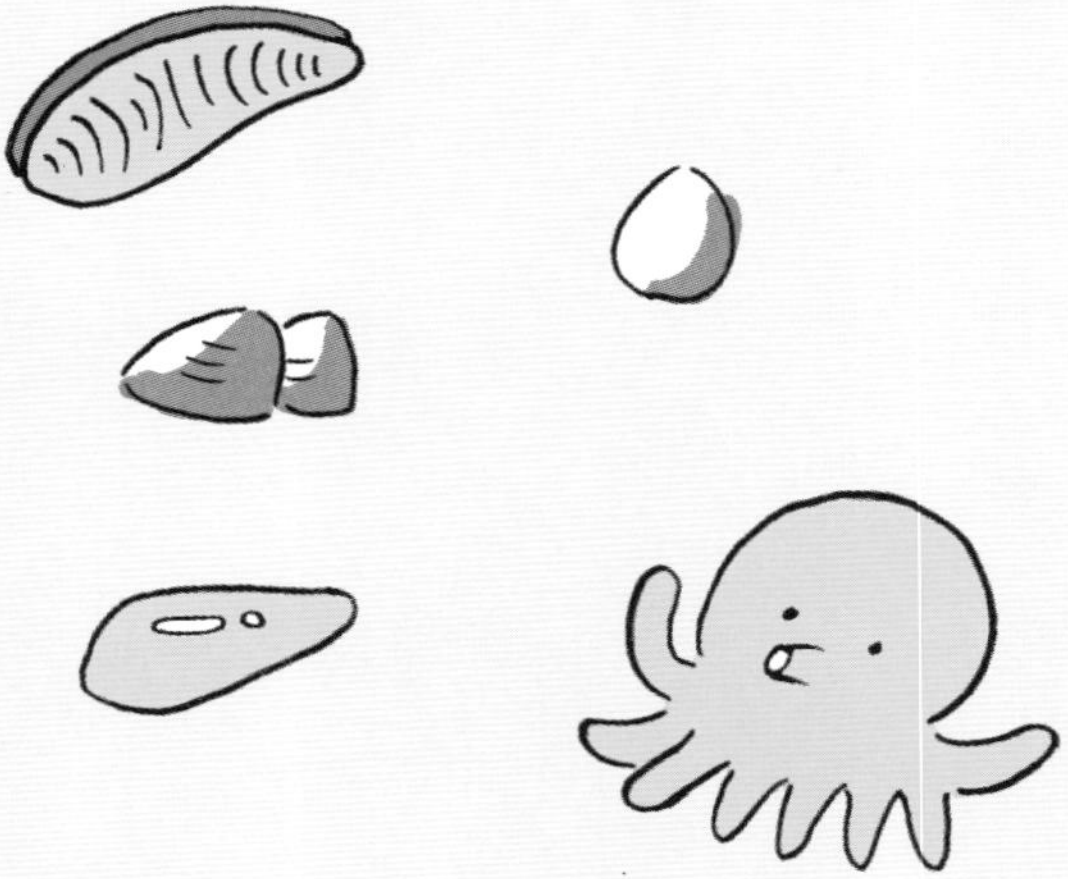

血を補う食材は、動物性のものと植物性のもの、両方をとることで相乗効果を発揮します。メインを動物性、サポートを植物性に。

脾をいたわる食材

穀類（うるち米、とうもろこしなど）、いも類（山いも、長いも、さつまいも、じゃがいもなど）、にんじん、かぼちゃ、れんこん、キャベツ、ブロッコリー、オクラ、小松菜、ねぎ、白菜、あじ、いわし、鯛、ぶり、鶏肉、砂肝、りんご、干し柿、栗、棗、発酵食品（納豆、みそ、酢、漬物、酒粕、甘酒、かつお節、ザワークラウト、ヨーグルトなど）、梅干しなど

［消化を助ける食材］

とろろ、大根おろし、しそ、梅干し、かぶ、トマト、にんじん、あさつき、柑橘類、発酵食品（酢、甘酒など）

とろろや大根おろしは消化酵素が豊富に含まれているので、
とろろごはんやとろろ汁、おろし鍋やおろし煮などで積極的に活用して。

どん底に疲れた状態でも作れる料理を考えて

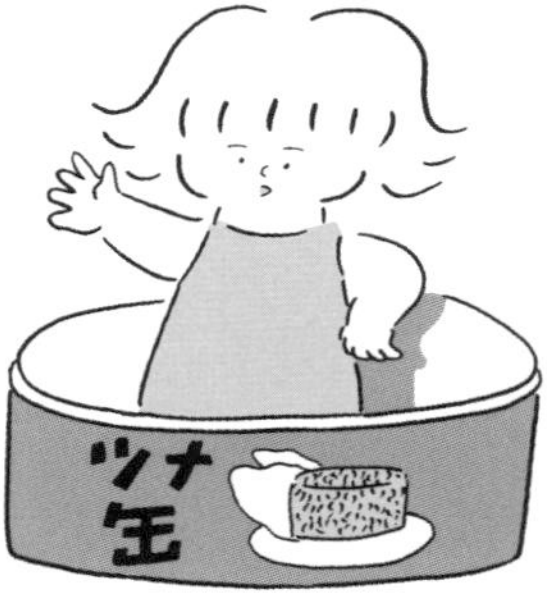

前のページの食材リストを見て「自分には、こんな食材を使いこなすのはとても無理……！」「メニューを考えられない！」と思いませんでしたか。それは当たり前です。そもそも気血両虚の人は、エネルギー不足の状態ですし、「考えがまとまらない」「ものごとの優先順位がなかなか決められない」というのが、典型的な症状。**自分の体力と気力を鑑《かんが》みて、実行可能なことだけする、**そして**できるだけ気力・体力を温存する**ということが、と～っても大切なのです。一生懸命晩ごはんを作ったのに、できたころには食べる気力も体力もないというのでは、元も子もありません。

　気血ごはんで大切なことは、「**継続できること**」です。食事でとる食材は生薬とは違い、効能は穏やか。だから「1回食べたから大丈夫」というものはほとんどないですし、たまに「薬膳カフェ」でランチを食べるくらいで

中国の古い文献に登場する薬膳レシピは、位の高い人の体調管理のために考えられたもの。現代人がそのまままねするのは、難しいです。

は、なかなか体質改善にはつながりません。つまり「いちばん疲れた状態でも、これならできる」という方法は何かを、普段から考えておくことが大切なのです。

そこで私がおすすめしたいのは、積極的に**缶詰や冷凍食品などの「市販品」を活用すること**。気血両虚は真面目な人が多いので、缶詰や冷凍ものを使うことに、抵抗感を覚える人も多いかと思います。けれどもあなたはすでに、ウルトラマンでいうならカラータイマーが点滅している状態。そんなときに無理して料理に、気力・体力を割くことはありません。**料理は思っている以上に気力と体力を使うもの。**60ページから紹介するレシピは、薬膳的にも料理の見栄え的にも、満点をとれるものではありませんが、まずは手軽な料理で気血を補い、胃腸をいたわり、気血の貯金を蓄えましょう。そうして元気が出てきたら、立派な料理を作っていくようにしてください。

買い物して料理を作り、かたづけしたあと、「おいしかった」「明日も頑張ろう！」と前向きな気持ちになれないなら、積極的に手抜きを考えて。

気血両虚の薬膳ルール

簡単なレシピといえど、気血両虚の人には気をつけなければいけないポイントがいくつかあります。自分で料理するときだけでなく、外食を選ぶときの目安にもしてみてください。

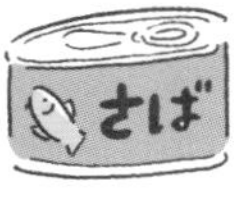

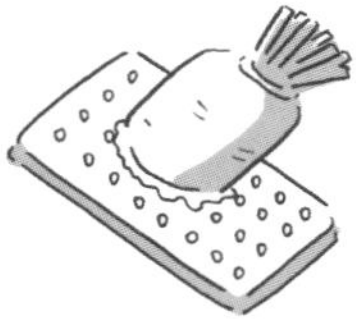

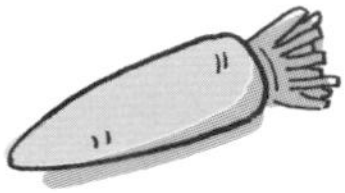

❶量より質を重視、色の濃い素材を選ぶ

基本的に色が薄いものは栄養も控えめ、効果も穏やかなものが多いのです。消化力は無限ではないので、気血両虚の人はなるべく効率的に栄養をとりたいもの。**気血を補いたいなら、できるだけ色が濃い素材を。**肉なら赤身、野菜も色の濃い緑黄色野菜を積極的に。

❷血を補う食材＋消化をよくする食材をセットでとる

血を補う食材は質が高い一方で、消化しにくいという側面も。特に気血両虚が進み脾が弱まっている人は、食べるだけで胃もたれを起こすことがあります。それを解消するために、**消化酵素がある食材、消化を促す発酵食品を積極的に組み合わせる**ようにしましょう。

みそ、塩麹、しょうゆ麹、酢などの発酵食品は、肉や魚のたんぱく質を分解して消化しやすくなるだけでなく、おいしさもアップしてくれます。

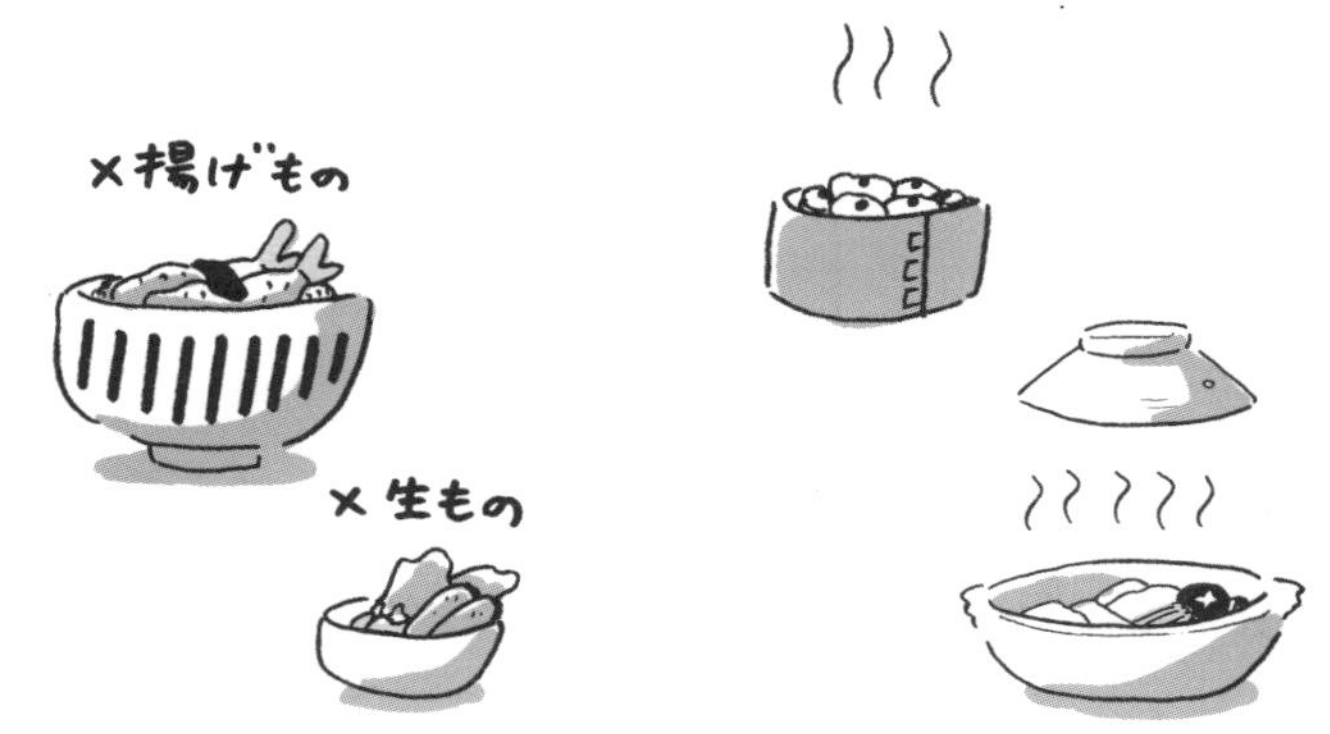

③消化しやすい調理法にする

人間は火を使うことで脳が進化したといわれていますが、加熱することで食べ物も各段に消化しやすくなりました。**生ものは控えめに、できるだけ加熱したものを食べましょう。**消化しにくい根菜類は長時間煮込むこと。もし時間がない場合は、できるだけ細かく切るか、ブレンダーなどを活用してください。

④消化を妨げるものを避ける

すでに何度かお伝えしていますが、「**生もの**」「**冷たいもの**」「**甘いもの**」「**脂っこいもの**（**乳製品含む**）」「**味の濃いもの**」**は、胃腸に負担**がかかります。料理する際も、できるだけこれらを避けましょう。基本的に和食を作っていると、少なくなっていきます。

食欲がない人はよく「刺身やサラダ、くだものしか食べる気がしない」と言いますが、これは口当たりのこと。おなかには生は負担です。

市販品 ❶

さけ缶

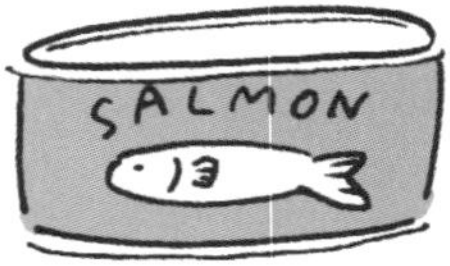

気血を補い、胃を温め、胃腸の機能を回復させるという効能があります。**おなかが冷えやすい人、血行が悪い人におすすめ。**さけ缶は「からふとます」のものもありますが（ますはおなかを温め、気を補いますが）、貧血がある人は「さけ」を選ぶといいでしょう。

ちゃんちゃん焼き丼

北海道の郷土料理
「ちゃんちゃん焼き」風どんぶり。
胃を養うみそやキャベツと炒めます。

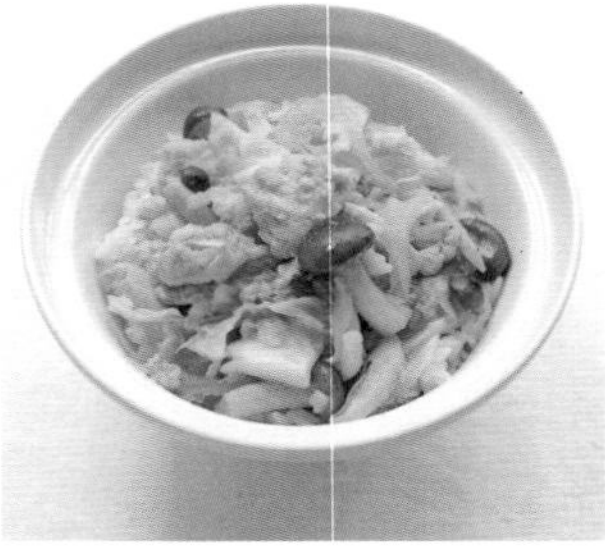

材料（2人分）
さけ水煮缶…1缶（180g）
玉ねぎ（薄切り）…¼個
キャベツ
（食べやすい大きさに切る）…2枚
しめじ（ほぐす）…100g
A | みそ…大さじ2
　 | みりん…大さじ1と½
植物油…大さじ1
炊いたごはん…茶碗2杯分

1 **A**を合わせておく。
2 フライパンに油をひいて火にかけ、玉ねぎ、キャベツ、しめじを炒める。
3 火が通ったらさけ缶を汁ごと加え、**1**を加える。
4 器にごはんを盛り、**2**をのせる。
※好みで白すりごまを加えてもよい。

三平汁

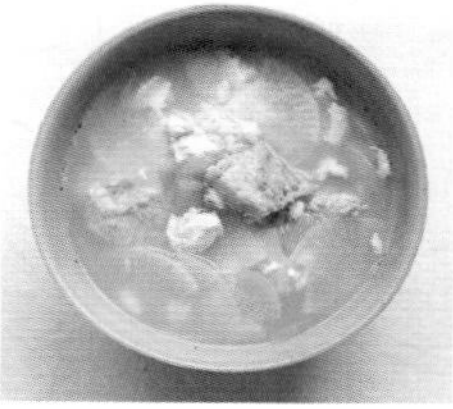

さけ缶を汁ごと使うことで栄養をまるごとイン。
根菜類は薄めに切ると、消化しやすくなります。

材料（2人分）
さけ水煮缶…1缶（180g）
大根（いちょう切り）…5cm
にんじん（いちょう切り）…⅓本
木綿豆腐…½丁
粉末だし…½包
しょうゆ（または薄口しょうゆ）…大さじ1
塩…少々

1 鍋に水300mℓ、粉末だしを入れる。
2 鍋を火にかけ、大根、にんじん、さけ缶を汁ごとを加えて煮る。
おおよそ火が通ったら豆腐を崩し入れる。
3 すべての材料に火が通ったらしょうゆを加え、塩で味を調える。
※好みで白すりごま、酒粕を加えてもよい。長ねぎ、じゃがいも、長いもを加えても。

じゃがいものオーブン焼き

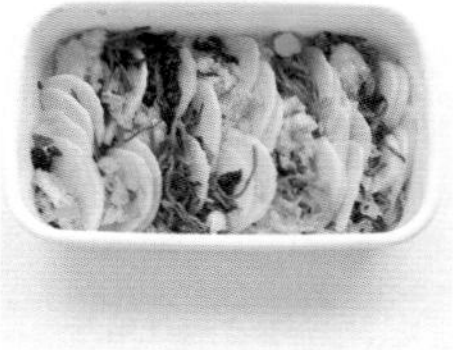

じゃがいもを薄切りにして、火を入りやすく。
乳製品を使わず、オリーブオイルでさらりと。

材料（2人分）
さけ水煮缶…1缶（180g）
じゃがいも（2mmの厚さに切る）…大1個
ほうれん草…1束
オリーブオイル…大さじ2
塩…小さじ1

1 ほうれん草はゆでて、水気をきって食べやすい大きさに切る。
2 耐熱容器に汁気をきったさけ、ほうれん草、じゃがいもを入れ、
塩、オリーブオイルをかける。
3 温めたオーブントースターで20分ほど焼く。
じゃがいもに火が通ったら完成。

さけの中骨の缶詰（背骨だけを詰めた缶詰）はお値段も手ごろで、
さらに血液をつくるのに必要な「腎」を補うこともできます。

市販品 ②

冷凍とろろ

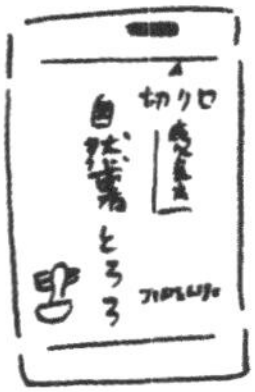

「山うなぎ」とも言われ、精のつく素材として有名な山いもをすりおろしたもの。**胃腸を養い、気力・体力をつけ、体を潤し、虚弱体質を改善してくれる**ので、気血両虚の人には欠かせない素材です。小分けにした冷凍パックがよく通販されているので、積極的に活用して。

とろろとブロッコリーのグラタン

乳製品を使ったグラタンは脾を
傷めがちですがホワイトソース代わりに
とろろを使えば安心。

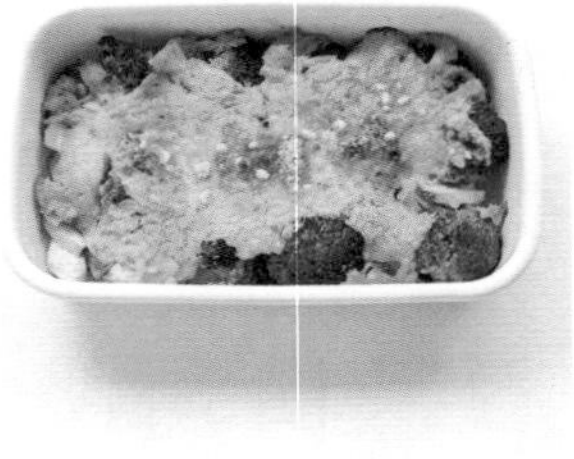

材料（2人分）

冷凍とろろ…40g × 2個
ブロッコリー
（小房に分ける）… ½ 個
エリンギ（薄切り）…1本
ツナ缶…1缶（70g）
みそ…小さじ1
粉チーズ…適量

1 冷凍とろろは解凍しておく。ツナ缶は汁気を軽くきっておく。
2 冷凍とろろにみそを加え、よく混ぜる。
3 熱熱容器にブロッコリー、エリンギ、ツナを入れ、
上に **2** をのせ、粉チーズをまぶす。
温めたオーブントースターで20分ほど焼く。焦げ目がついたら完成。
※ブロッコリーの代わりにほうれん草、エリンギの代わりにマッシュルームでもよい。

とろろのすり流し

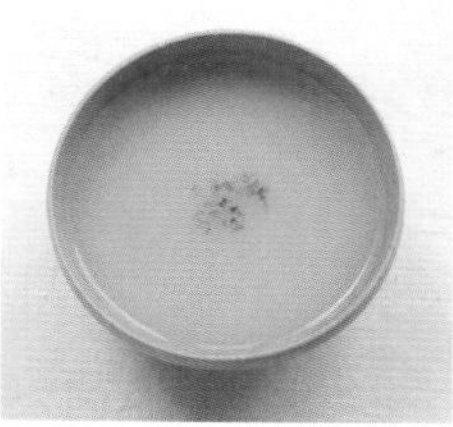

すり流しとは和風ポタージュスープのこと。
消化にもよく、滋味深い味わいです。

材料（2人分）
冷凍とろろ…40g × 2個
粉末だし…½包
A｜しょうゆ（または薄口しょうゆ）、
　｜みりん…各大さじ½
青のり…適量

1 冷凍とろろは解凍しておく。
2 鍋に水400mℓ、だしを入れて火にかける。
沸騰したら火を弱め、**A**、**1**を入れる。
3 器に盛り、青のりを散らす。

しらすのふわふわ卵焼き

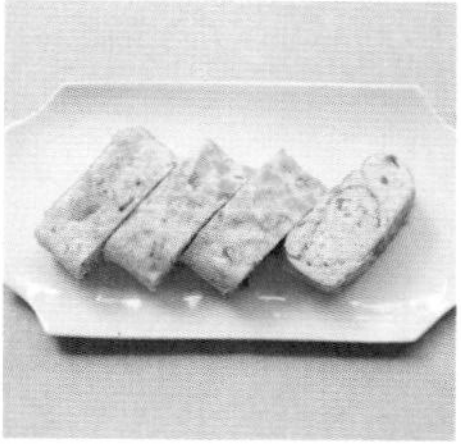

山いもは加熱するとふんわりする特性が。
気血を養う卵と一緒に、どうぞ。

材料（2人分）
冷凍とろろ…40g × 1個
卵…2個
しらす…20g
小ねぎ（小口切り）…1本
しょうゆ（または薄口しょうゆ）…少々
植物油…大さじ1

1 冷凍とろろは解凍しておく。
2 ボウルに卵を割りほぐし、冷凍とろろ、しょうゆを入れて混ぜる。
小ねぎ、しらすを加えてさっと混ぜる。
3 卵焼き器に油をひいて火にかけ、**2**を巻きながら焼く。
スクランブルエッグにしてもよい。
※小ねぎの代わりに青じそでもよい。

漢方では「山薬《さんやく》」と呼ばれる山いも。生のものは消化酵素があるので、
胃弱の人は日常的にごはんにかけるといいでしょう。

市販品 3

ランチョンミート

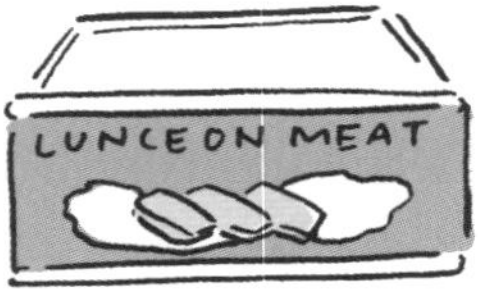

主に豚肉をすりつぶして加工したもの。豚肉は気を補い、体を潤わせ、体力もつけてくれて、**薬膳では体のベースになるものとして重宝します。**加工肉はできるだけ添加物が入っていないもの、塩分が多すぎないものを。調理の際も、味つけが濃くならないよう気をつけて。

ポークほうれん草炒め

血を補う動物性＆植物性素材の
組み合わせ。
ほうれん草は冷凍ものや、
小松菜で代用しても。

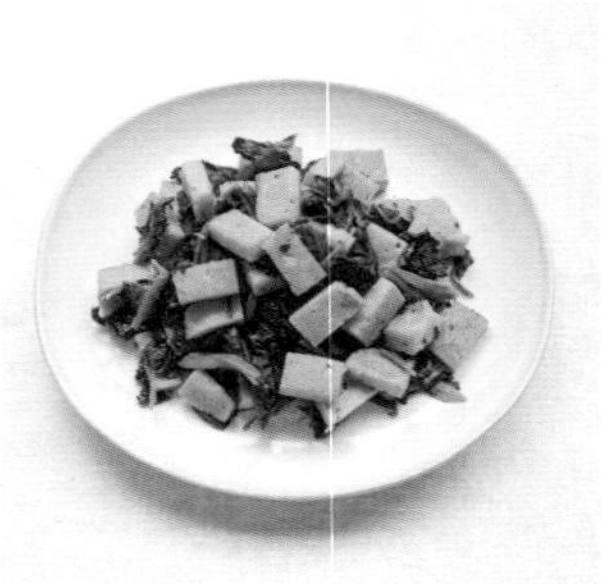

材料（2人分）

ランチョンミート…1缶（180g）
ほうれん草…1束
塩、こしょう…各少々
植物油…大さじ1

1 ランチョンミートは食べやすい大きさに切る。
ほうれん草はさっとゆで、食べやすい大きさに切る。

2 フライパンに油をひいて火にかけ、ランチョンミートを炒める。
面に軽く焼き色がついたらほうれん草を加え、
塩、こしょうで味を調える。

豚肉もほうれん草もどちらも体を潤す作用があるので、
皮膚や粘膜が乾燥しやすい人におすすめの組み合わせです。

市販品 4

冷凍シーフードミックス

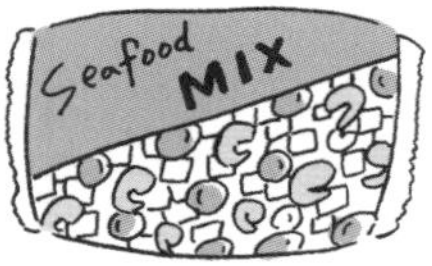

いか、たこ、えび、帆立、あさりなどは、どれも**血や気を補ってくれる**素材。シーフードミックスは使いやすくカットされ、すぐに使えるすぐれもの。魚介は冷凍のほうが鮮度もいい場合が多いので、ぜひ常備を。かき、帆立など、単品で冷凍になっているものもおすすめです。

シーフードカレースープ

カレー粉も食欲を増進してくれる薬膳素材。
山いもも加えることで、
さらに脾を養います。

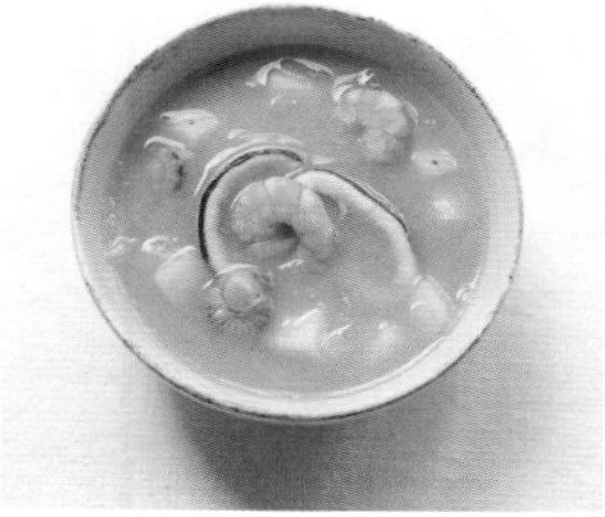

材料（2人分）

冷凍シーフードミックス…150g
玉ねぎ（角切り）…½個
山いも
（または長いも、角切り）…100g
植物油…大さじ1
カレー粉…小さじ1
A | 塩、しょうゆ…各小さじ½

1 シーフードミックスはさっと水洗いしておく。
2 鍋に油をひいて火にかけ、玉ねぎを炒める。
透き通ってきたら山いも、シーフードミックスを加え、さらに炒める。
3 カレー粉を加え、ざっくり炒めたら水300mℓを加える。
全体に火が通ったら**A**で味を調える。

魚介類は加熱しすぎるとかたくなるものもあり、消化が悪くなるので、
スープの場合、煮すぎないよう気をつけましょう。

市販品 5

干ししいたけ

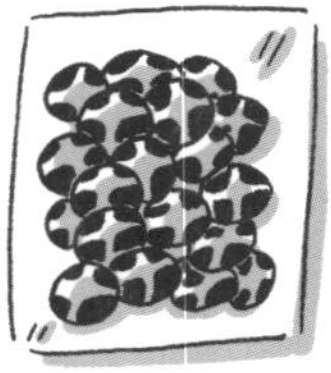

しいたけは気を補う作用があり、特に干したものは体のベースから元気にしてくれ、胃の働きを高めてくれます。また**きのこ類は免疫調整作用がある**ので、季節の変わり目に風邪をひきやすい人や、花粉症などアレルギー症状がある人にもおすすめの素材です。

干ししいたけと
干し大根葉の鶏スープ

乾物を使った料理は、
体が冷えやすい人におすすめ。

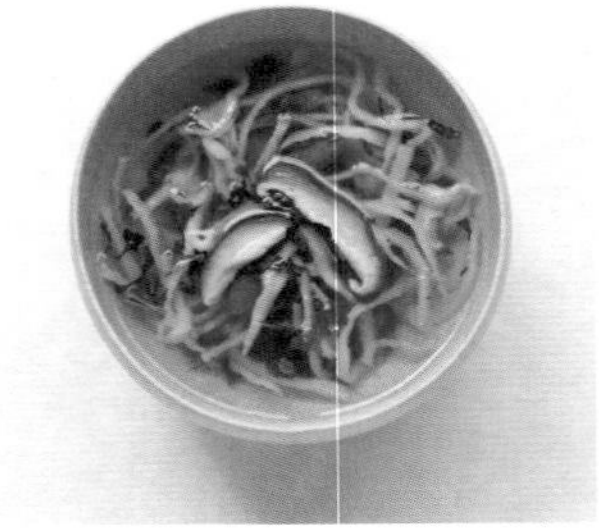

材料（2人分）
干ししいたけ…2枚
干し大根葉…5g
干しえび…大さじ1
鶏スープ…400mℓ
塩…小さじ½

1 干ししいたけは軸を取り、細かく割る（スライスならそのまま）。
2 鍋に塩以外の材料を入れ、弱火で15分ほど煮る。
3 具材がやわらかくなったら、塩を加える。
※疲れたときや夏場は、梅干しや酢を加えても。
他の生のきのこやれんこん、長いも、鶏ひき肉などを加えてもよい。

しいたけは干すことによって、栄養素もうまみもアップします。
可能であれば、天日干しのものを選んでください。

市販品 6

さば缶

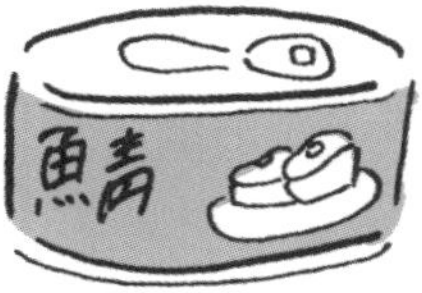

さばは気血を補いつつ、血流をよくする素材。**肩こりや頭痛が起きやすい人、花粉症などアレルギー体質の人はとっておくとよい**ものです。生のさばは傷みやすい魚の代名詞ですが、缶詰は新鮮なまま缶に詰められ加熱されているので、栄養もそのまま保たれています。

さばときのこのおろし煮

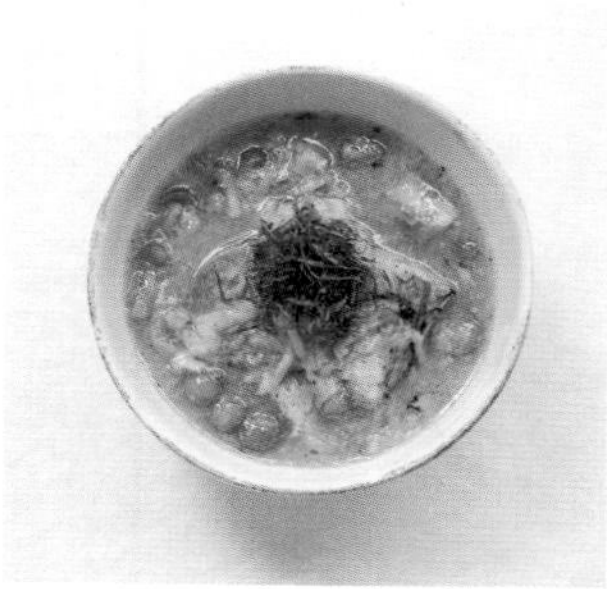

消化を助けてくれる大根おろしを加えました。なめこも気を補い、脾をいたわってくれます。

材料（2人分）

さば水煮缶…1缶（190g）
大根（すりおろす）…200g
なめこ…1袋
A しょうゆ…大さじ1
　みりん…大さじ1と½
青じそ（せん切り）…2〜4枚

1 なめこは水洗いする。
2 鍋に **1**、さば缶を汁ごと入れ、**A**を加えて火にかける。なめこに火が通ったら、大根おろしを加え、火を止める。
3 器に盛り、青じそをのせる。
※長ねぎ、梅干しを加えてもよい。

大根おろしは「肉・魚・豆腐の毒（毒とは「当たる」というだけでなく、体にとって不都合な作用を指します）を消す」といわれています。

市販品 7

コーン缶

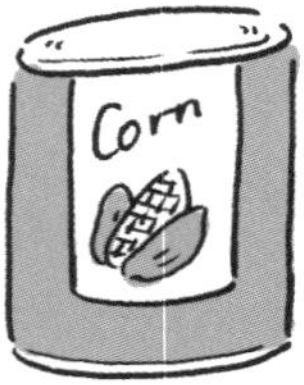

胃腸の調子を整え、余分な水分を排出してくれるとうもろこし。**むくみやすく、胃腸の調子が落ちてだるくなりがちな人におすすめ**の食材です。生ものは旬の時期しか出回りませんが、缶詰や冷凍品は1年中手軽に使え、便利です。炊き込みごはんや炒め物などにも活用して。

カレーじゃがコーン

食欲増進効果のあるカレー粉と
脾をいたわるじゃがいもで。
じゃがいもの代わりに、
長いもで作るのもおすすめ。

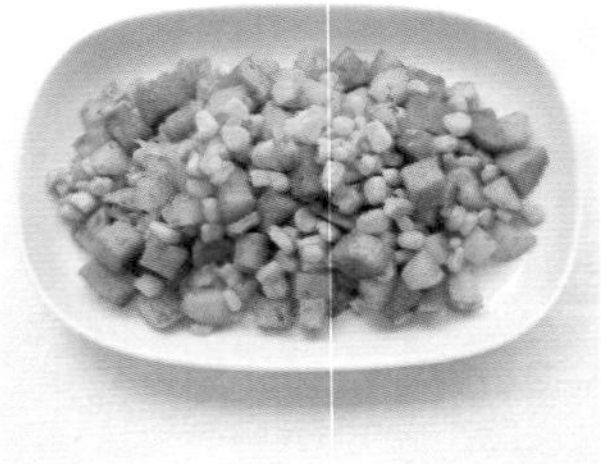

材料（2人分）
コーン缶…1缶（180g）
じゃがいも（角切り）…1個
ランチョンミート（ベーコン、
ウィンナーでも可、角切り）
…½缶（90g）
A カレー粉…小さじ1～2
しょうゆ…大さじ½～1
塩、こしょう…各適量
植物油…大さじ1

1 コーン缶は水気をきる。
2 フライパンに油をひいて火にかけ、じゃがいも、ランチョンミートを炒める。じゃがいもに火が通ったら、コーンを加える。
3 **A**を加えて炒め、塩、こしょうで味を調える。

砂糖の甘さは胃を弱めますが、コーンの自然な甘みは胃腸の痰湿も取れるので、甘いものが欲しいときにおすすめです。

市販品 8

冷凍オクラ

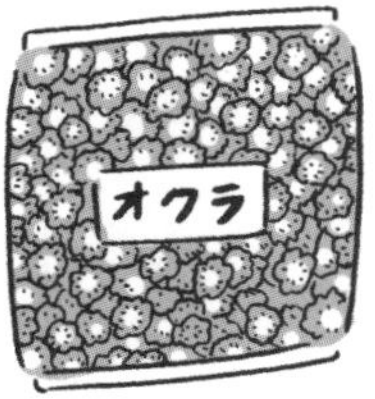

消化機能を高め、体の潤いも増してくれるオクラ。**乾燥した便秘タイプの人は、常備しておくといい**でしょう。そのままかつお節とあえたり、炒め物やスープに入れても。冷凍野菜は全般的に食感や風味が落ちがちなので、加熱する料理に使うのがおすすめです。

冷凍オクラと
豚肉の黒酢炒め

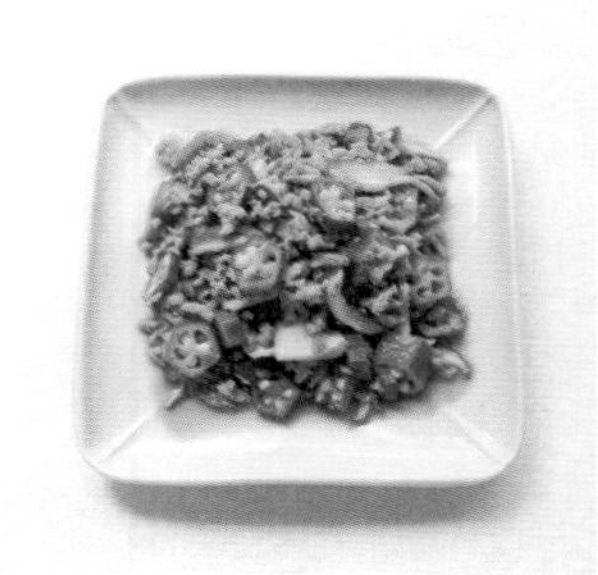

豚とオクラ、体を潤す
食材どうしの組み合わせ。
黒酢は炒めることで
まろやかなうまみに変化します。

材料（2人分）
冷凍オクラ…100g
豚ひき肉…150g
生しいたけ（薄切り）…2枚
しょうが（みじん切り）…1かけ
A｜黒酢、しょうゆ…各大さじ1
植物油…大さじ1

1 フライパンに油をひき、しょうがを入れて火にかける。豚ひき肉を炒め、色が変わったらしいたけ、オクラを加えて炒める。
2 **A**を加え、全体がなじんだら火を止める。

豚肉とオクラなど体を潤す素材は、口の渇きがあったり、皮膚が乾燥したり、便がかたくて詰まりがちな人におすすめです。

ストックしておくのにおすすめな市販品食材

疲れやすい気血両虚の人は、面倒な手間をかけなくてもさっと料理に活用できる素材を普段からストックしておくのがおすすめ。こちらでご紹介するのは、品質的にも太鼓判の商品です。

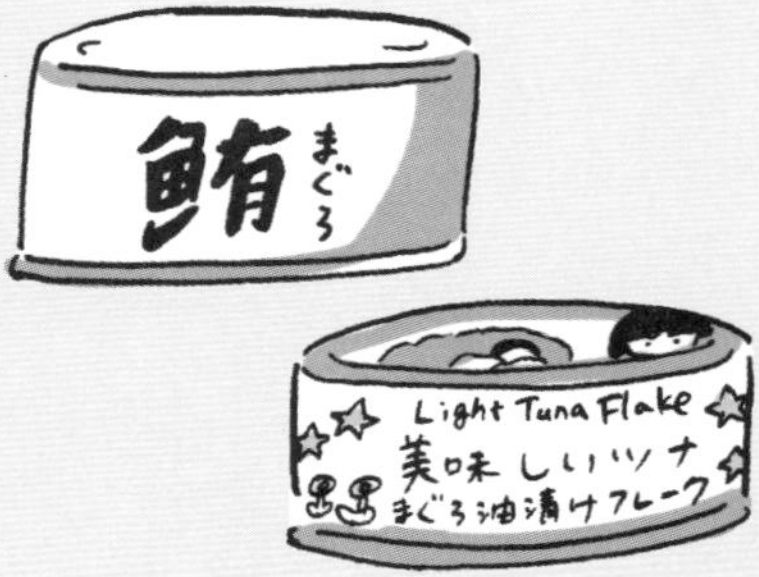

【伊藤食品】

鮪ライトツナフレーク油漬（金）美味しいツナ油漬けフレーク

新鮮なまぐろを自社工場でていねいにフレークし、数種類の国産野菜を使いローストオニオンでコク出しした自家製スープで煮つけたツナ。どちらも化学調味料不使用。

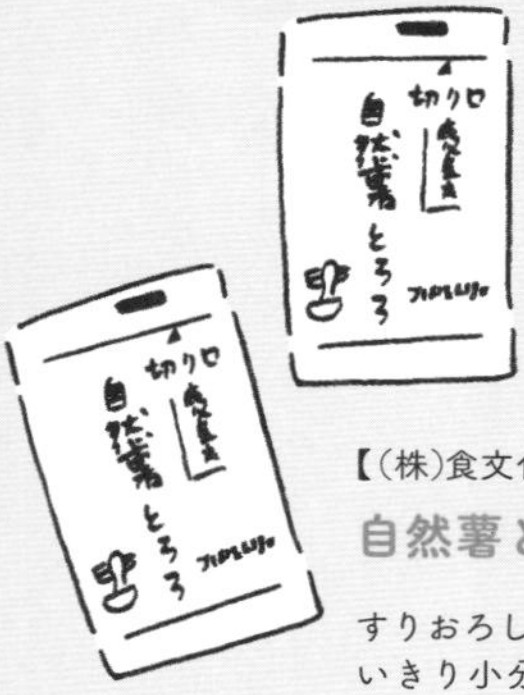

【(株)食文化】

自然薯とろろ

すりおろし不要でそのまま使え、便利な使いきり小分けパック。冷凍食品でも水っぽさゼロで、もっちりした粘りのある食感。冷凍庫から出して３分流水解凍すれば、使えます。

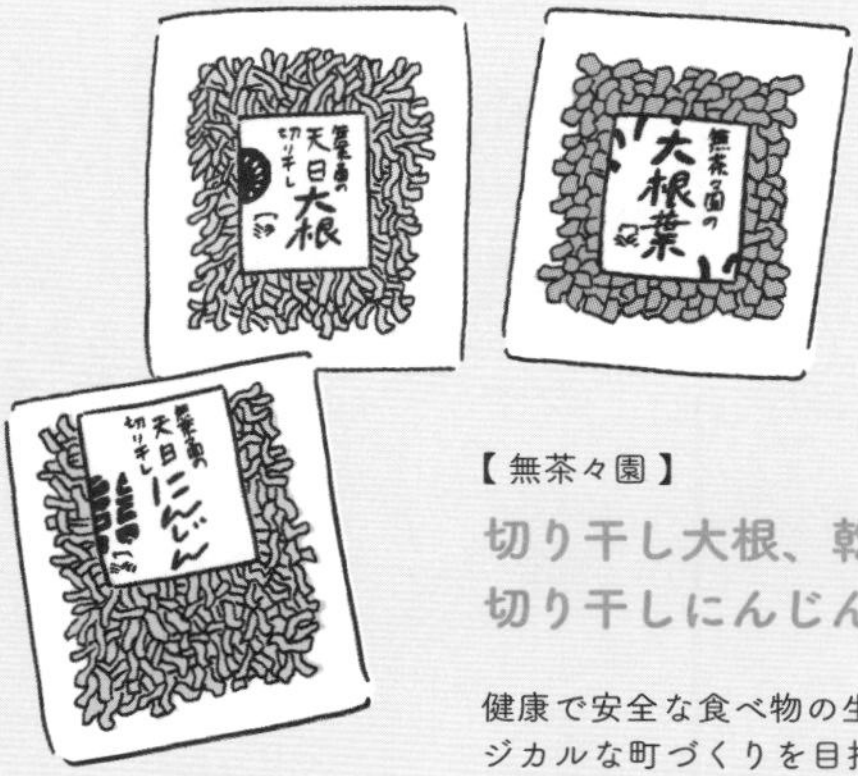

【 無茶々園 】

切り干し大根、乾燥大根葉 切り干しにんじん

健康で安全な食べ物の生産を通し、エコロジカルな町づくりを目指している「無茶々園」。乾燥野菜はすべて有機野菜を使用しており、洗ったり切ったりの手間がかからず手軽に活用できます。

【 フルーツバスケット 】

もろこし畑

北海道産の遺伝子組み換えをしていないスイートコーンを使用しています。もぎたての鮮度と風味を大切にするため、収穫後短時間で缶詰にしているそう。

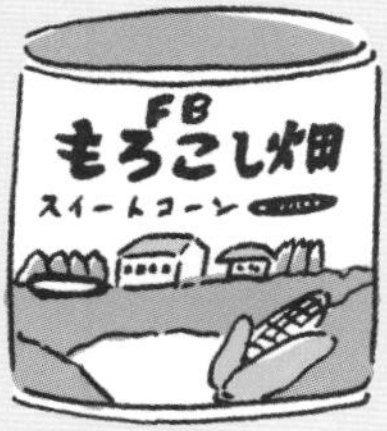

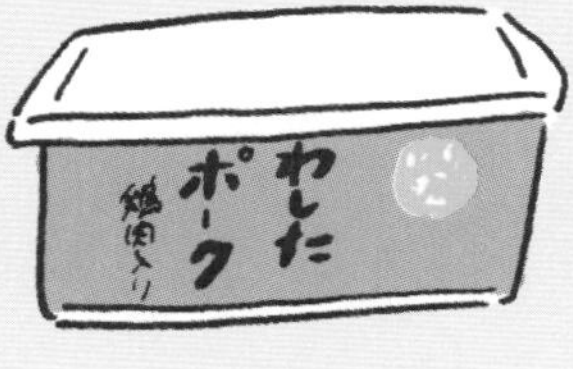

【 沖縄県物産公社 】

わしたポークレギュラー

沖縄県産豚肉の味わいを生かすため、塩と香辛料、沖縄産黒糖で味つけし、さらにあっさり食べやすいよう沖縄産鶏肉も追加しています。化学調味料、発色剤不使用。

スープジャーに入れるだけおかゆ&スープ

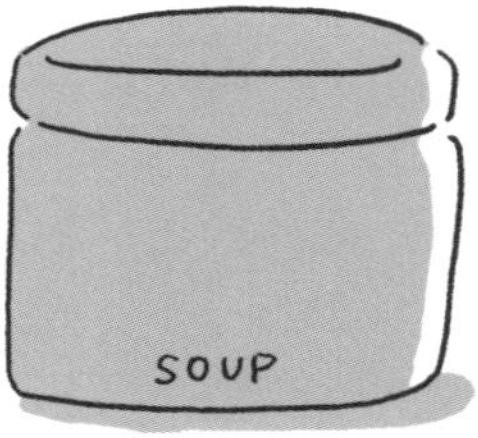

気血両虚の人に、ぜひ活用してほしい文明の利器が**スープジャー**。お弁当に温かい料理を持参できるだけでなく、保温調理ができるので時短にもなります。つまり入れておくだけでコトコト煮込むような状態になっているので、**根菜類などもホロリとやわらかくなり、上手に使えば消化の助けになる**のです。

まずはどんな養生の本でも重視されているおかゆ作りを。胃腸を養い、体を温めて潤し、お通じをよくして、体力を補ってくれます。熱湯と一緒に入れておけば、3時間ほどで完成します。そしてスープも古くから多数の薬膳レシピがあります。消化しやすく、栄養成分も吸収しやすくなってきます。じっくりうまみも引き出され、煮すぎる心配もありません。

※スープジャーを使うときは、必ずメーカーの使用法を守ってください。しっかり火を通す必要がある素材は、加熱してから移しましょう。今回は容量300㎖のジャーを使用しています。

おかゆは白米の状態から作るのがいちばんおいしいですが、時間がないときは、炊いたごはんを煮て作っても大丈夫です。

おかゆ❶

梅干しがゆ

基本の白がゆに、胃腸を養う梅干しを入れて。
調子のいいときは、
その他のトッピングも楽しみましょう。

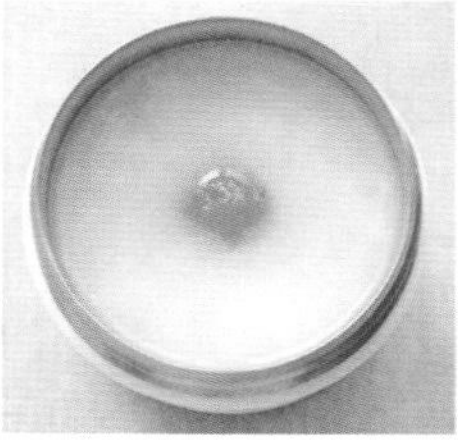

材料（1人分）
白米…大さじ2
梅干し…小1個

1 米は洗って、時間があれば30分ほど浸水させておく。
2 スープジャーに**1**を入れ、熱湯をいっぱいまで注ぎ、軽くかき混ぜてからふたをして、2〜3分おく。
3 **2**を湯きりし、再度熱湯をいっぱいまで注ぎ、梅干しを入れ、ふたをする。3時間後くらいが食べごろ。
※トッピングはコーン缶、解凍した冷凍とろろ、じゃがいも、さつまいも、大根、ピーナッツ、すりごまなどもおすすめ。

おかゆ❷

薬膳中華がゆ

薬膳素材で有名なくこの実はおかゆにもおすすめ。
鶏のひき肉を一緒に入れてもいいですよ。

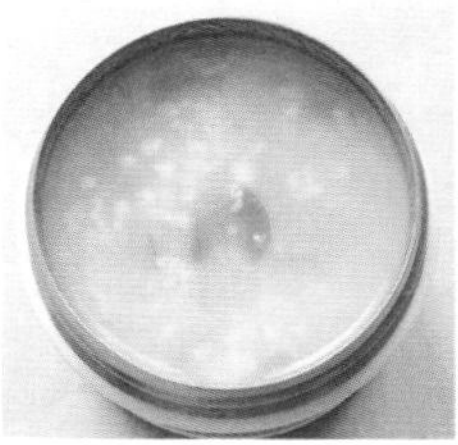

材料（1人分）
白米…大さじ1と½
鶏スープ…270mℓ
干しえび…小さじ2
くこの実、乾燥ねぎ…各小さじ1

1 米は洗って、時間があれば30分ほど浸水させておく。スープジャーは熱湯をいっぱいまで注ぎ、温めておく。
2 鍋に鶏スープ、米、干しえびを入れて火にかける。沸騰したら底に米がつかないよう、かき混ぜる。
3 スープジャーの熱湯を捨て、**2**を入れ、くこの実、乾燥ねぎをのせてふたをする。3時間後くらいが食べごろ。
※干ししいたけ、干し貝柱、黒きくらげ、松の実などを入れてもよい。

くこの実は血を補い、体のベースを強くし、体を潤してくれる、
最強のアンチエイジング素材です。

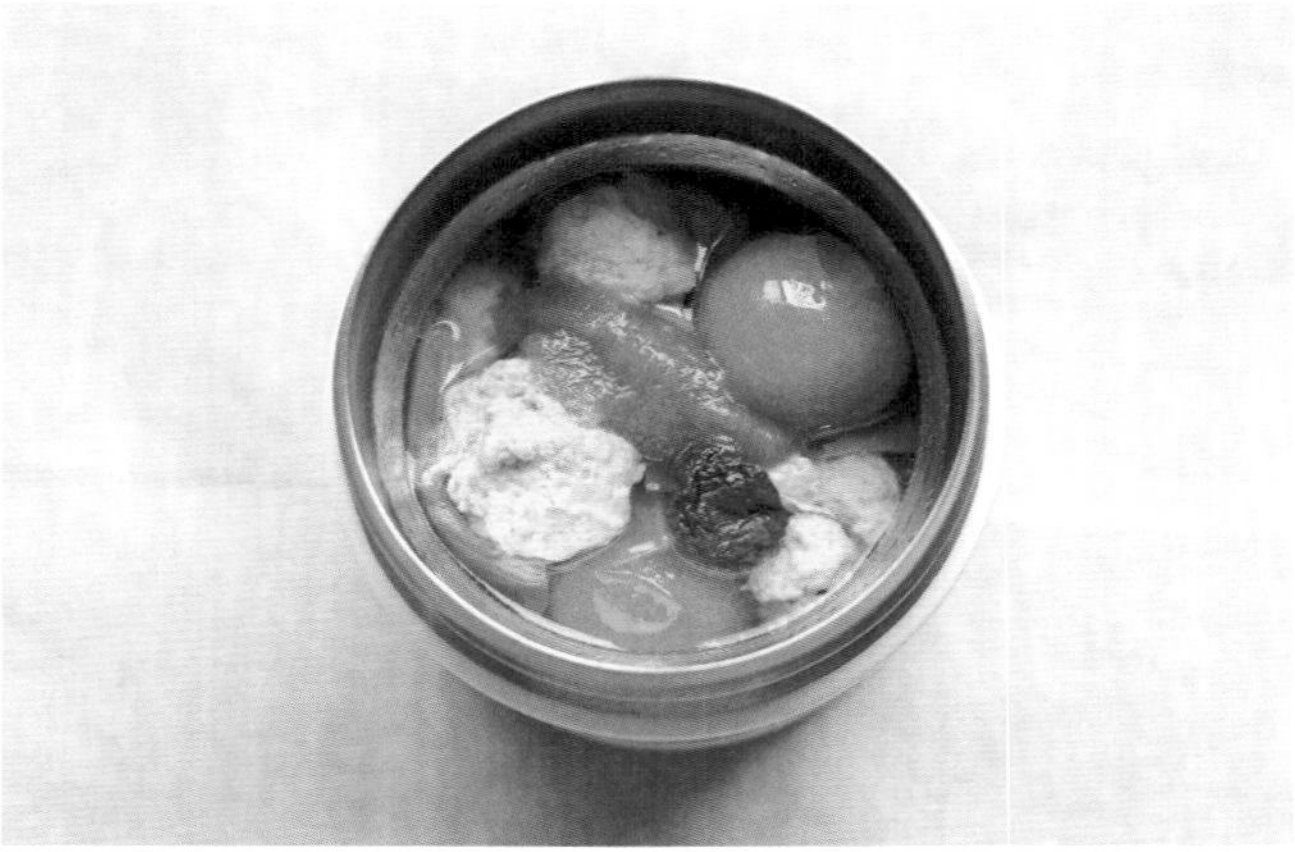

スープ ❶

豚肉とキャベツのロールキャベツ風

胃を元気にしてくれるキャベツと、消化を促すトマト。
昼もしっかり食べたい日におすすめです。

材料（1人分）

A
豚ひき肉…80g
片栗粉…小さじ½
塩…ひとつまみ

ケチャップ…小さじ1

B
キャベツ（食べやすく切る）…1枚
ミニトマト（へたを取る）…2個
干ししいたけ（食べやすく割る）…小1枚
しょうゆ…小さじ1

1 スープジャーは熱湯をいっぱいまで注ぎ入れ、温めておく。
2 ボウルに**A**を入れ、混ぜ合わせる。
3 小鍋に水150mℓを入れて火にかけ、煮立ったら**2**をスプーンで丸めて入れる。表面の色が変わったら**B**を入れ、2分ほど煮立たせる。
4 スープジャーの熱湯を捨て、**3**を注ぎ入れ、ケチャップをのせてふたをする。3時間後くらいが食べごろ。

キャベツは胃腸がもやっとするときに、たくさん食べるとすっきりします。
胃腸薬「キャベジン」はキャベツが語源です。

スープ ②

れんこんときのこの梅スープ

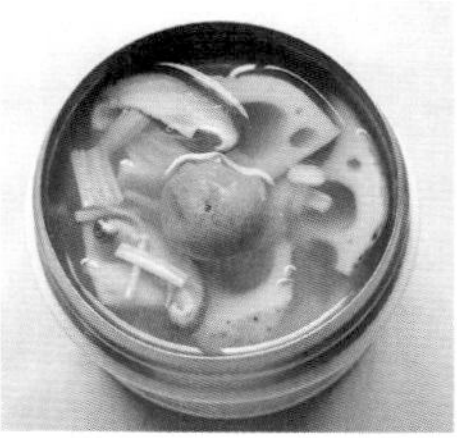

疲れたときにおすすめのスープ。
胃腸を養うれんこんはすりおろして、
すり流しにしてもいいです。

材料（1人分）

A｜れんこん（食べやすく切る）…50g
｜干ししいたけ（食べやすく割る）…1～2枚
｜えのきだけ（食べやすく切る）…25g
｜粉末だし…½包
梅干し…小1個

1 スープジャーは熱湯をいっぱいまで注ぎ入れ、温めておく。
2 小鍋に水180mℓと**A**を入れ、2分ほど煮立たせる。
3 スープジャーの熱湯を捨て、**2**と梅干しを入れ、ふたをする。
3時間後くらいが食べごろ。

スープ ③

かきとかぶの酒粕豆乳スープ

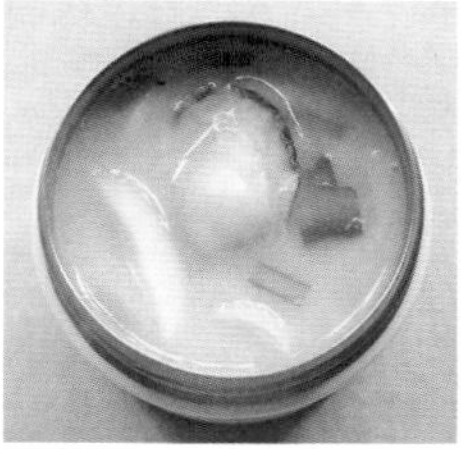

酒粕はおなかを温め、気を補いつつ血流もアップ。
体が冷えやすい人にもおすすめのスープです。

材料（1人分）

かき…3個
かぶ（食べやすく切る）…½個
かぶの葉（食べやすく切る）…½個分
鶏スープ…120mℓ
豆乳…50mℓ
みそ、酒粕…各小さじ1

1 スープジャーは熱湯をいっぱいまで注ぎ入れ、温めておく。
かきは片栗粉（分量外）をまぶし、やさしく水で洗い、水気をきる。
2 小鍋にすべての材料を入れ、2分ほど煮立たせる。
3 スープジャーの熱湯を捨て、**2**を注ぎ入れ、ふたをする。
3時間後くらいが食べごろ。

かぶは気力を増し、消化力アップ。かきは血を補い、
精神の安定をもたらしてくれるもの。どちらも気血両虚によい素材です。

お手軽魚介を活用した気血ごはん

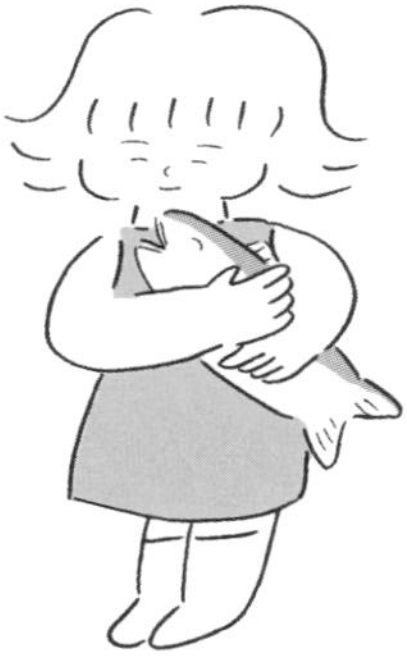

気血は日々消耗されます。気血両虚の人は食欲や体力にむらがあるので、できるだけ**コツコツ、こまめに気血を補う食材をとることが大切**です。特に動物性たんぱく質は忘れがちになったり、面倒になったりすることが多いもの。けれど「かけるだけ」「混ぜるだけ」で活用できる**魚介類の乾物は、胃腸が弱い人でも比較的食べやすい**ものです。いつもの野菜料理にちょっと追加したり、スープやみそ汁に加えたり、ごはんと一緒に炊いたりするだけでもいいのです。ぜひ常備しましょう。かつお節は小分けパックになったものを。じゃこはフリーザーバッグに入れれば、冷凍保存もできます。干しえびはごはんやスープに入れれば、手軽に食べられます。

お手軽魚介 1

かつお節

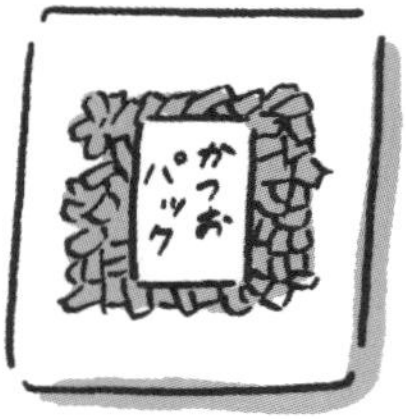

かつお節はたんぱく質のかたまりであり、うまみも栄養も凝縮されています。本草書『本朝食鑑』でも、「気血を補い、脾胃を調え、労力を壮にし、歯牙《しが》を固くし、腠理《そうり》（皮膚のきめ）を密にし、鬚髪《しゅはつ》を美しくする」「一切の病に用いて悪いということはない」と大絶賛されています。

とろろと かつお節のごはん

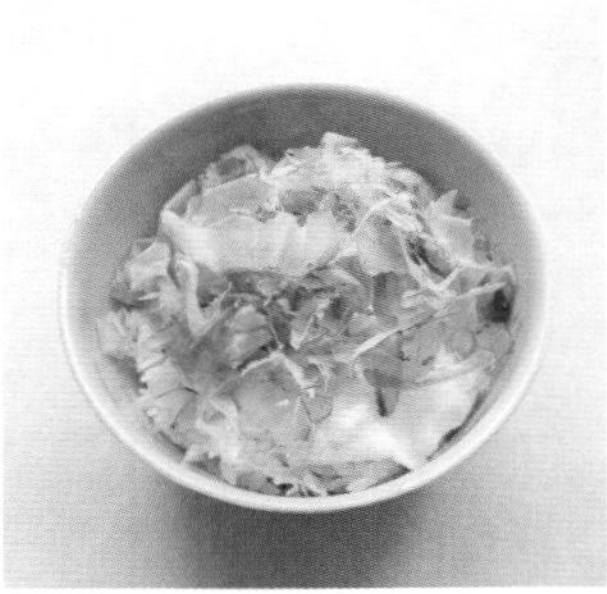

精のつくとろろに、
かつお節をかけた最強ごはん。
忙しいときは、
こんなごはんだけでも心強い。

材料（1人分）
冷凍とろろ…40g × 1個
炊いたごはん…茶碗1杯分
かつお節…適量
しょうゆ…適量

1 冷凍とろろは解凍しておく。
2 茶碗にごはんを盛り、1をのせ、かつお節をたっぷりのせる。
3 しょうゆを少したらしていただく。
※すりごま、おろししょうが、わさび、のり、梅干しなどを添えてもよい。お茶漬けにしても。

かつお節は戦国時代には保存食として重宝されただけでなく、陣中の薬餌《やくじ》として、帯に挟んで持参したといわれています。

お手軽魚介 2

ちりめんじゃこ

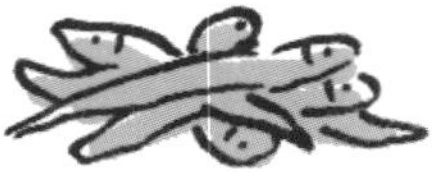

効能的には、しらす、いわしも同じ。**いわしは気血を養い、精神を安定させ、血流をよくし、筋骨を強くしてくれる素材。**しかし生のもの（生食ではなく、新鮮なもの）は脂が多いので多食をしてはいけないといわれていて、干したちりめんはその性質が緩和されています。

にんじんのじゃこ炒め

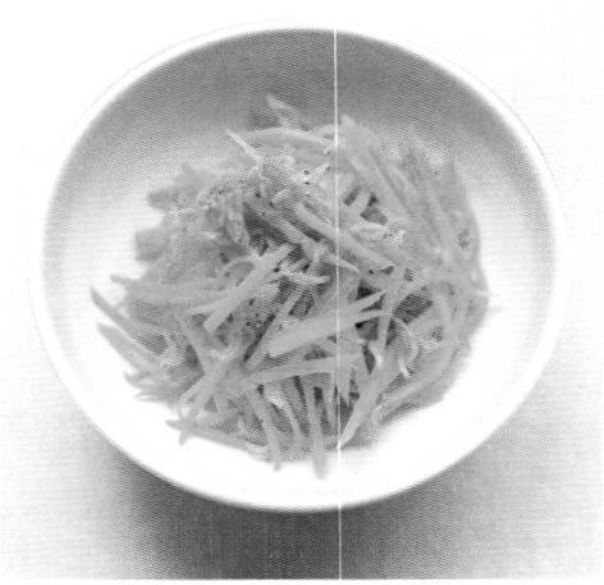

常備菜として冷蔵庫で
２～３日保存可能です。
青じそのせん切りや、いりごまを加えても。

材料（１～２人分）
にんじん（せん切り）…１本
ちりめんじゃこ…大さじ３
A｜しょうゆ、みりん…各小さじ２
植物油…大さじ１

1. じゃこはさっと湯をかける（そのままでもOK）。
2. フライパンに油をひいて火にかけ、にんじんを炒める。**1**も加えて炒める。
3. **A**を加え、汁気がなくなるまで炒める。

じゃこは湯通しして大根おろしとあえたり、酒いりしてごはんにのっけたり、小松菜など葉ものと炒めるのもおすすめです。

お手軽魚介 3

干しえび

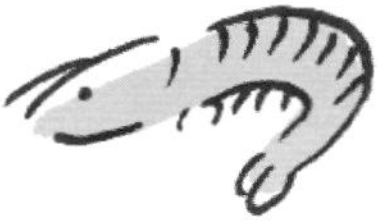

えびは気を補い、体を温め、食欲不振にもよいもの。殻に血行をよくする効果があるとされるので、殻つきのままがよいのですが、普通のサイズではちょっと難しいので、小さな干しえびを活用して。中華料理用の干しえびや桜えび、効能は弱りますがあみえびでもOK。

干しえびの炊き込みごはん

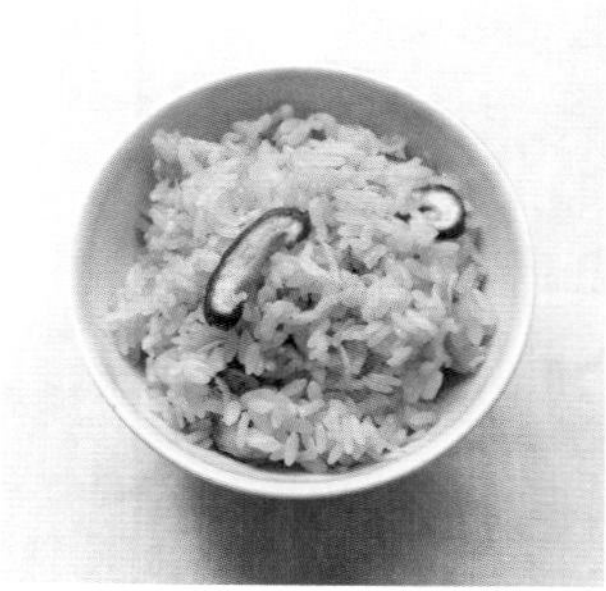

炊き込みごはんやスープに加えると
だしの効果もあり、
うまみがアップします。

材料（作りやすい分量）
白米…２合
干しえび…10g
干ししいたけ（スライス）…5g
白ごま…大さじ１
A｜オイスターソース、しょうゆ…各大さじ１

1. 米は洗って、時間があれば30分ほど浸水させておく。
   干ししいたけも別に浸水させておく。
2. 炊飯器の内釜に水気をきった**1**の米、しいたけのもどし汁、**A**を入れ、２合の線まで水を注ぐ。
   干しえび、干ししいたけ、白ごまをのせ、炊飯する。
   ※れんこん、長ねぎ、鶏肉、豚肉（チャーシュウ）、にんじん、干し貝柱などを加えてもよい。

干しえびや桜えびはそのほか、中華がゆ、炒め物、卵焼き、
野菜類のナムルなどに活用するのがおすすめです。

とにかく「卵」で元気になろう

手軽に気血を補う食材で、忘れてはいけないのが**卵**。食物繊維とビタミンC以外の栄養素が含まれているという完全栄養食品として知られていて、たんぱく質、脂質、ミネラル、ビタミンをバランスよく含んでいます。東洋医学でも卵は、**体を潤し、血液を補い、精神を安定させてくれるもの**として重宝します。ただし卵に限ったことではありませんが、多食はよくないので、「卵さえ食べていれば大丈夫」ということではありません。あくまでいろんな素材をバランスよく食べることが大事なのです。

卵は**半熟が最も消化しやすい**といわれています。チャンプルーや卵焼きを作るときは、ぜひトロッとした加減を目指してみてください。

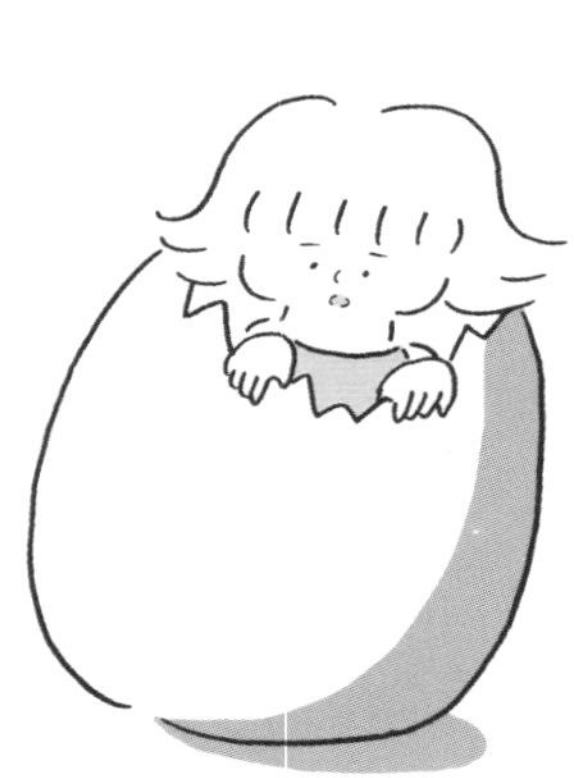

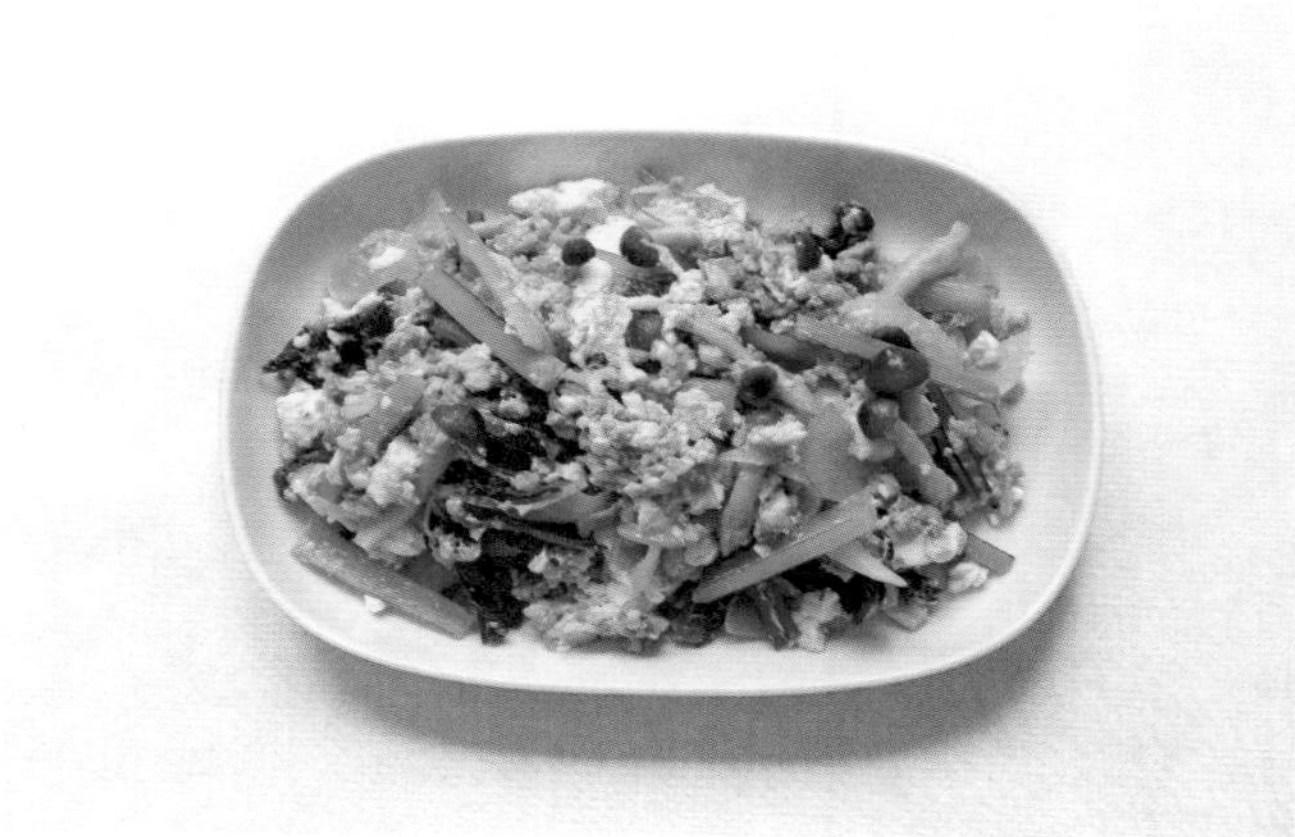

卵料理 ❶

豚肉と卵のチャンプルー

チャンプルーとは沖縄の豆腐炒めのこと。
気血を補うのにうってつけの一品です。

材料（2人分）

豚ひき肉…150g
卵…2個
木綿豆腐…⅓丁
小松菜（5cm幅に切る）…½束
玉ねぎ（薄切り）…¼個
しめじ（ほぐす）…⅓株
しょうゆ…大さじ1
かつお節…ひとつかみ
植物油…大さじ1

1 フライパンに油をひいて火にかけ、豚ひき肉を炒める。色が変わったら小松菜、玉ねぎ、しめじを加え、炒める。豆腐は手で崩しながら入れて炒める。
2 しょうゆを加えたら、卵を割り入れてすぐに混ぜ、かつお節を加えて火を止める。

卵がゆにしてみたり、雑炊に加えたり、野菜炒めに加えたり。
ちょっとたんぱく質が足りないときに、追加することを意識して。

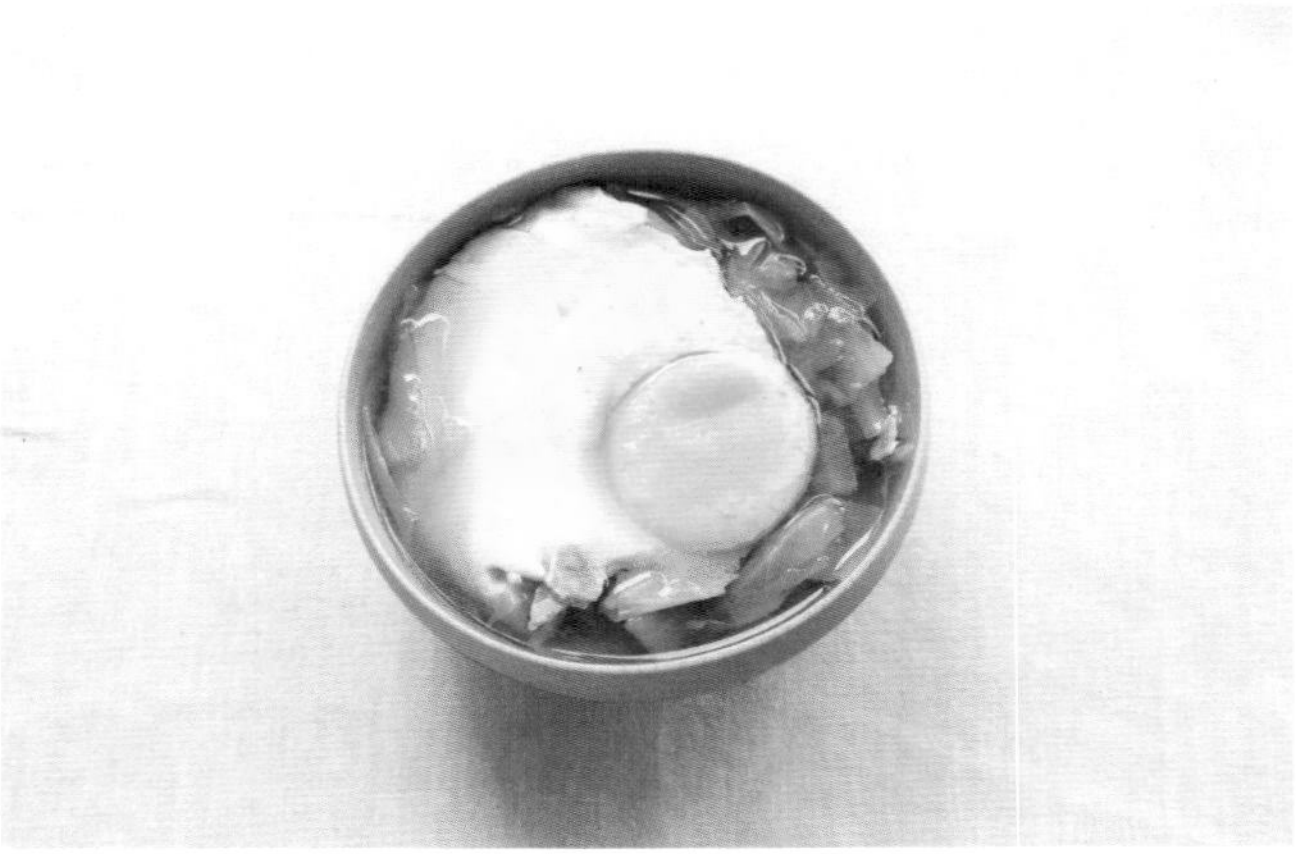

卵料理 ❷

みそ汁の卵落とし

玉ねぎ、ほうれん草、にんじん、小松菜など
手もとにある野菜類をお好みで加えても。

材料（2人分）
卵…2個
キャベツ（食べやすく切る）…2枚
粉末だし…½包
みそ…大さじ2

1 鍋に水400mℓとだしを入れて火にかけ、
煮立ったらキャベツを入れ、やわらかくなるまで煮る。
2 みそを溶き入れて卵を割り入れ、ふたをして3分煮る。

卵黄には血液を補い、体を潤してくれる役割が、卵白には熱を冷まし、
喉の痛みや目の充血などを解消する役割があります。

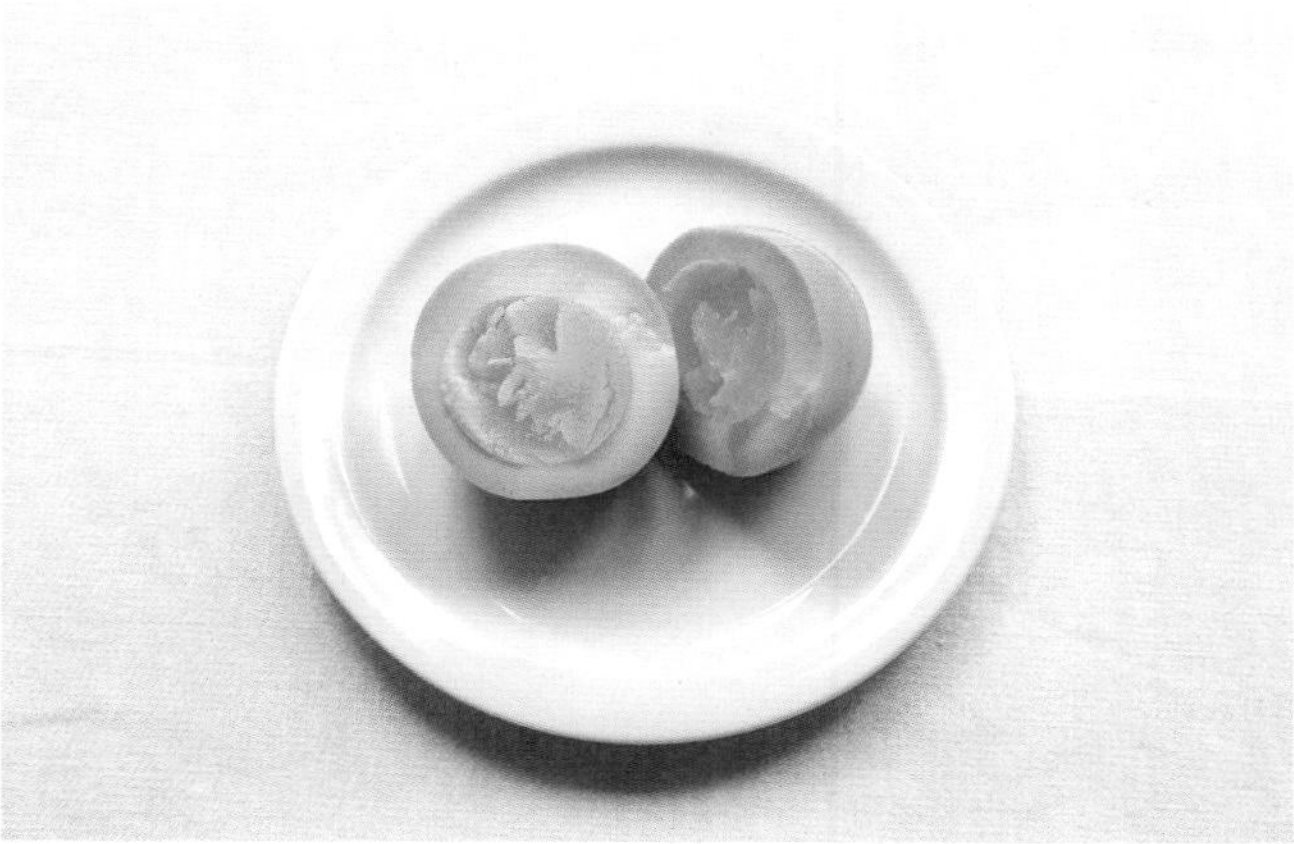

卵料理 ❸

ゆで卵のオイスターソース漬け

質のいいオイスターソースを使えば
血もしっかり補ってくれます。

材料（作りやすい分量）
卵…6個
A | 水…100mℓ
オイスターソース…大さじ2
しょうゆ、みりん…各大さじ1

1 ゆで卵を作り、ゆでたあとすぐに水につける。
粗熱が取れたら殻をむく。
2 鍋に**A**を入れて火にかけ、煮立ったら火を止め、**1**を入れる。
3 粗熱が取れたら保存袋などに入れ、空気を抜き、
冷蔵庫で半日～1日おく。
※冷蔵庫で約3日間保存可能(半熟卵の場合は2日間)。

本草書『本朝食鑑』でも卵は、「心を鎮め、癇を止め、肺を潤し、肝を補い、
腎を養い、脾胃を整える」と大絶賛です。

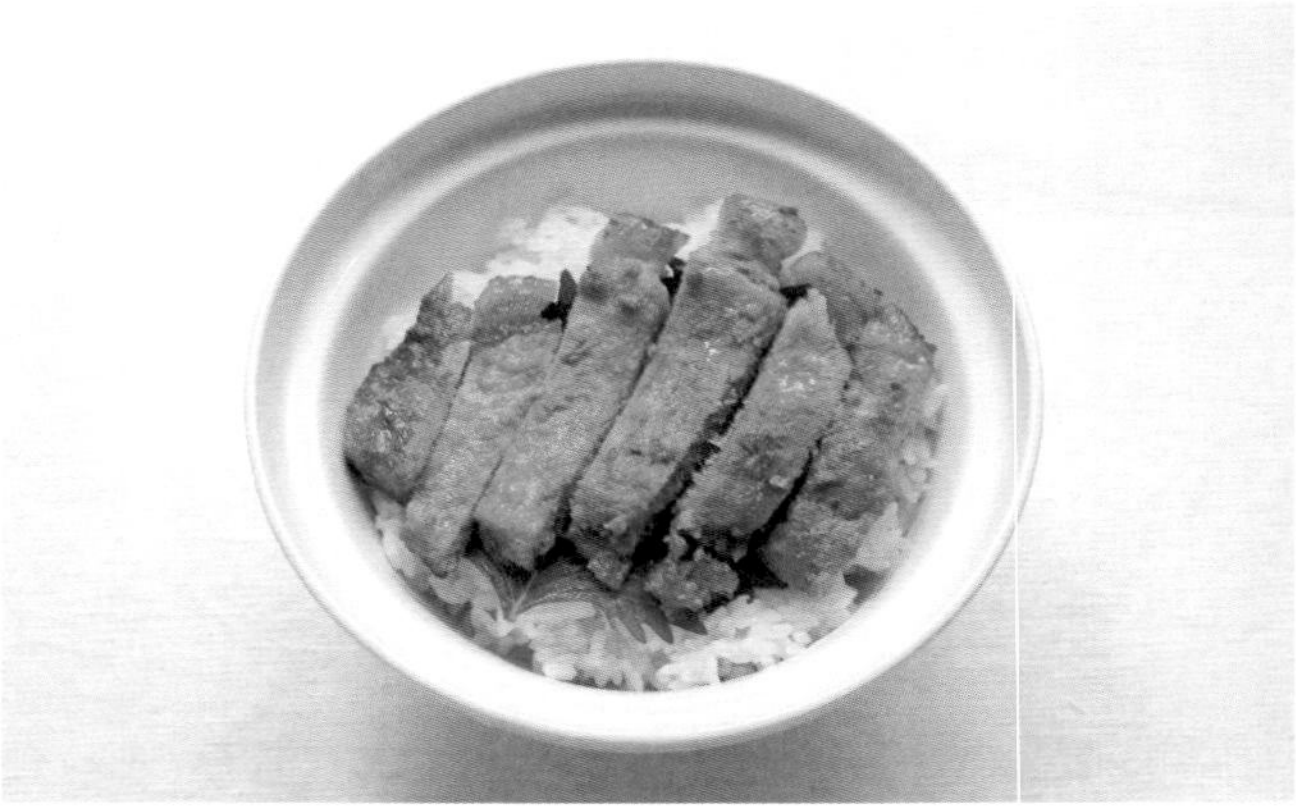

漬け置き ❶

豚肉のみそ粕漬け

1週間分まとめてドーンと作る作り置きは、疲れやすい気血両虚には不向き。
手軽なみそ粕漬けは、さわらやぶり、さけ、鶏肉などにもおすすめです。

材料（作りやすい分量）

豚ロース肉（とんかつ用など）…2～4枚

A | 酒粕、みそ…各50g
　 | みりん…大さじ1

酒、植物油…各適量

1 ボウルなどに**A**を入れ、よく混ぜる。のばしにくい場合は、なめらかになるまで酒を少しずつ加える（酒粕が固まっている場合は、酒少々を加え、電子レンジなどで30秒ほど加熱しておくとよい）。
2 豚肉は筋切りをし、キッチンペーパーで余分な水分を拭く。
3 **2**の表面に**1**をぬり、ラップなどで包んで冷蔵庫で1日以上漬ける。
※この状態で冷蔵庫で約5日間、さらに保存袋に入れ冷凍庫で約3週間保存可能。
4 ラップから取り出し、まわりのみそをキッチンペーパーで拭き取る。フライパンに油をひき、焦げないように気をつけながら豚肉をじっくり弱火で焼く。
お好みで炊いたごはんに青じそ（ともに分量外）とともにのせる。
※残ったみそ粕は、きのこや野菜を炒めたり、粕汁に使ったりするとよい。

みそ漬けや粕漬けは焦げやすいので、魚焼きグリルならアルミホイルをかぶせ、フライパンならクッキングシートを敷き、弱火で焼いて。

漬け置き ②

鶏肉の塩麹漬け

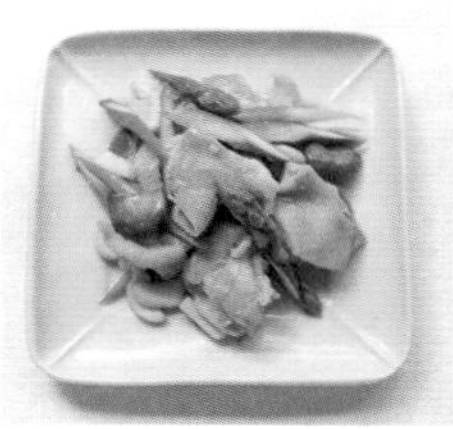

豚肉、さけ、白身魚などもおすすめ。
から揚げやホイル焼きに展開してもいいです。

材料（作りやすい分量）
鶏もも肉…1枚（350g）
塩麹…大さじ2
植物油…適量

1 鶏肉は食べやすい大きさに切り、
キッチンペーパーで余分な水分を拭く。
2 保存袋に**1**を入れ、塩麹を加えてよくもむ。冷蔵庫で20分以上漬ける。
※この状態で冷蔵庫で約5日間、さらに保存袋に入れ冷凍庫で約3週間保存可能。
3 袋から取り出し、フライパンに油をひいてふたをし、
焦げないように気をつけながら、じっくり弱火で焼く。
アスパラガス、エリンギと炒めてもおいしい。

漬け置き ③

ぶりのしょうゆ麹漬け

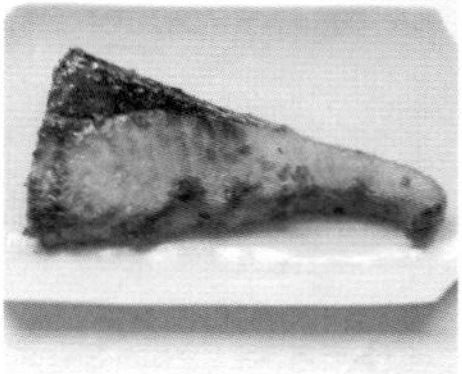

消化を促し、魚の毒を
消してくれるしょうゆ麹。
豚肉、鶏肉、さけ、白身魚などでも作れます。

材料（作りやすい分量）
ぶり…2切れ
しょうゆ麹…大さじ1と½
植物油…適量

1 ぶりはキッチンペーパーで余分な水分を拭く。
2 ぶりの表面にしょうゆ麹をまんべんなくぬり、
ラップに包んで冷蔵庫で半日以上漬ける。
※この状態で冷蔵庫で約5日間、さらに保存袋に入れ冷凍庫で約2週間保存可能。
3 ラップから取り出し、フライパンに油をひき、
焦げないように気をつけながら、じっくり弱火で焼く。

塩麹やしょうゆ麹、酒粕はたんぱく質をやわらかくする性質があり、
ごはんの1時間前でも漬けておくと効果があります。

春

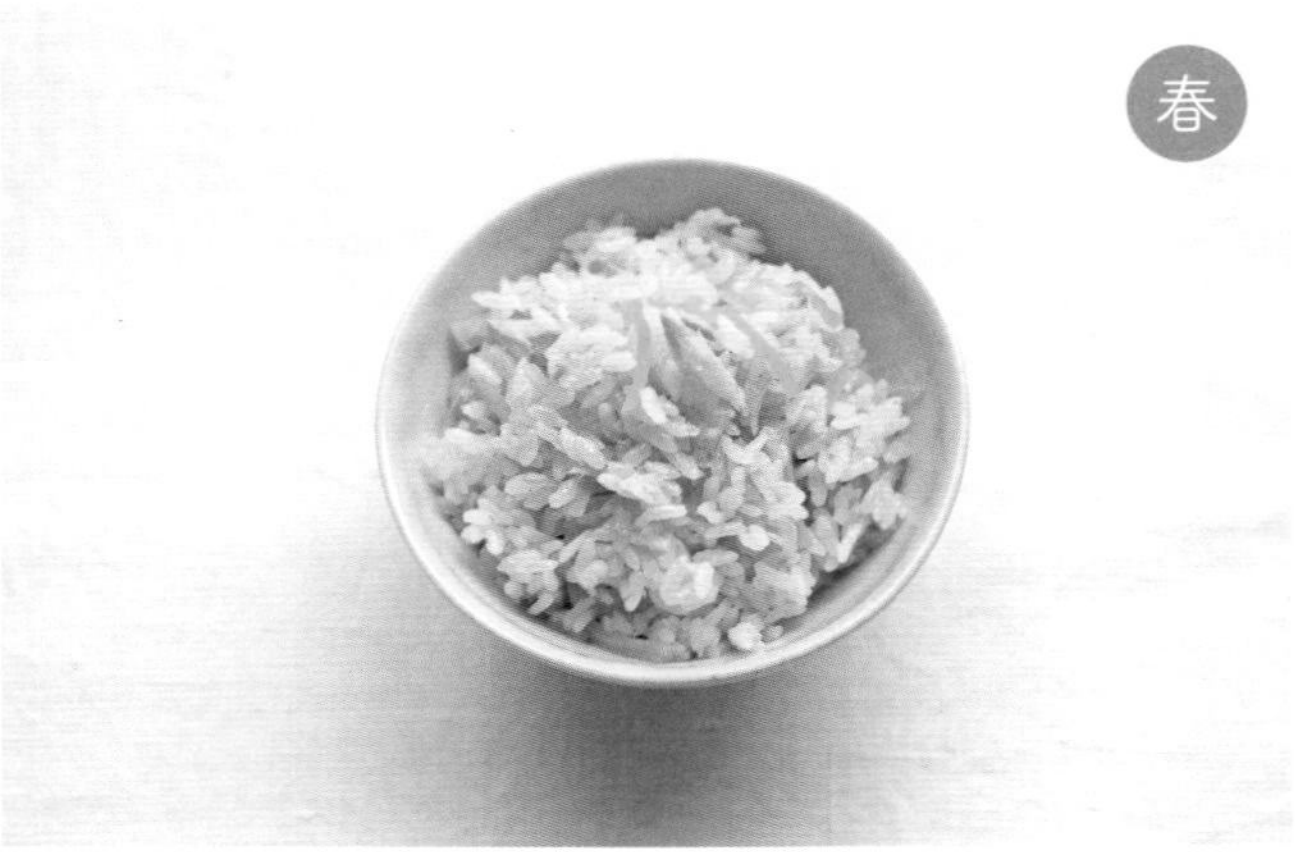

ツナとにんじんの
炊き込みごはん

夏

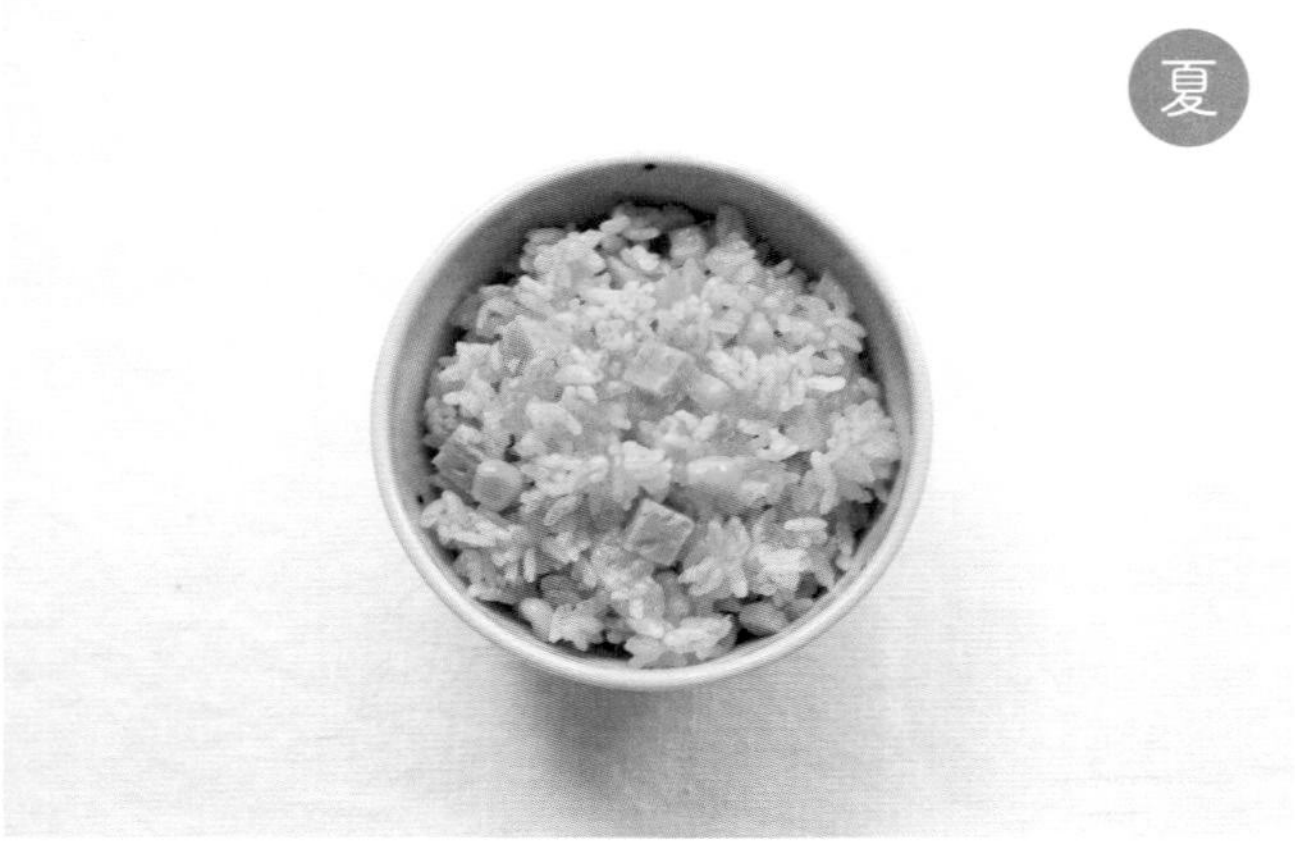

トマトジュースとポークの
炊き込みごはん

トマトは薬膳的に、夏の間じゅう食べてほしい素材ですが、
とりにくい場合は、トマトジュースでもいいです。

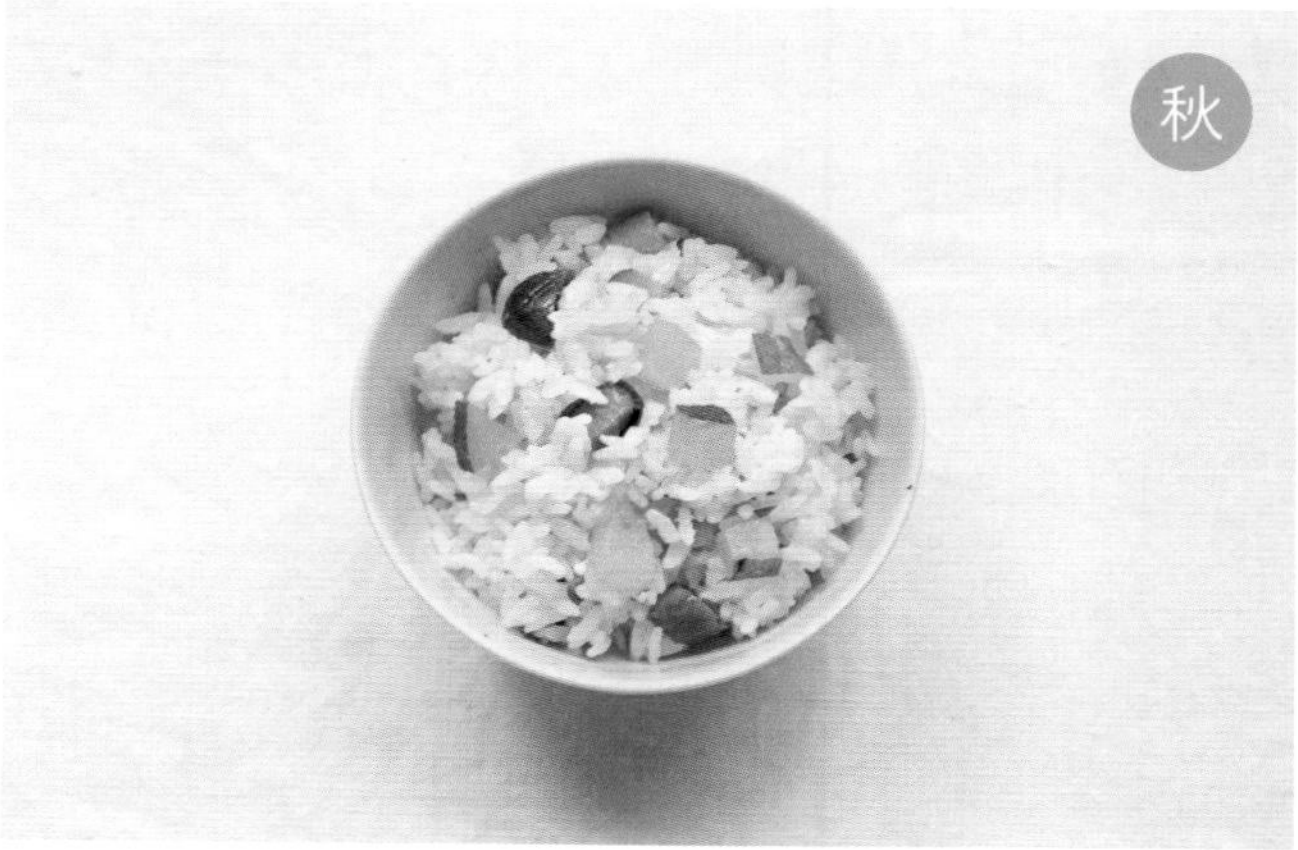

さつまいもと甘栗の
炊き込みごはん

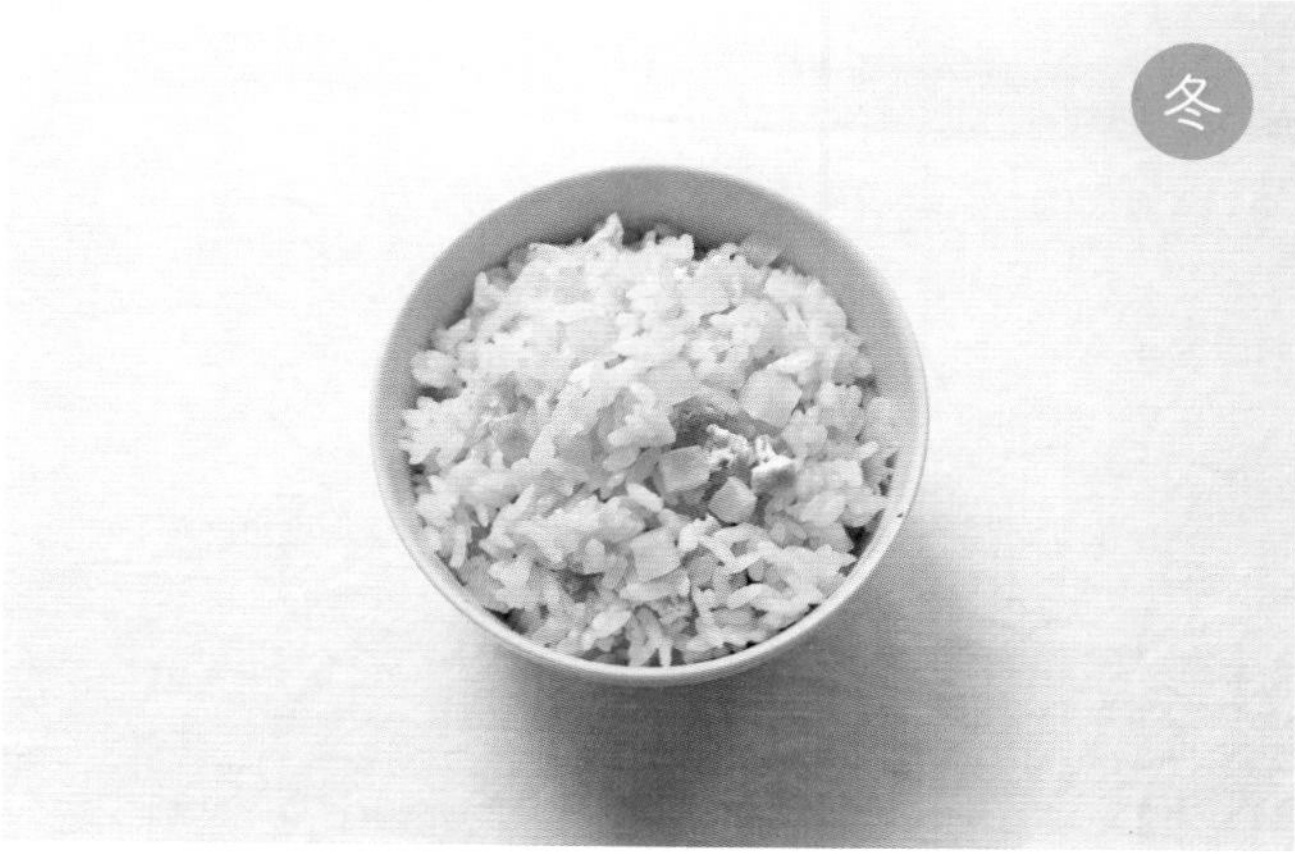

大根と揚げの
炊き込みごはん

炊き込みごはんは具材を追加することで、おかず調理の負担を
軽くしてくれます。ただし他にもおかずがある前提で、味つけは軽めに。

春 の炊き込みごはん

ツナとにんじんの炊き込みごはん

春は血虚が進みやすい時季なので、
血を補うツナとにんじんを入れています。

材料（作りやすい分量）
ツナ缶…1缶（70g）
にんじん（3cm長さのせん切り）…½本
白米…2合
A｜しょうゆ、みりん…各大さじ1

1 米は洗って、時間があれば30分ほど浸水させておく。
2 ツナ缶は軽く油をきる（水煮の場合は、汁気もそのまま使う）。
3 炊飯器の内釜に水気をきった**1**、**A**、ツナ水煮缶の汁も入れ、
2合の線まで水を注ぐ。にんじん、ツナをのせ、炊飯する。

夏 の炊き込みごはん

トマトジュースとポークの炊き込みごはん

トマトは体を潤しつつ、余分な熱を取ってくれます。
体力のつく豚肉も入れて、夏バテ防止を。

材料（作りやすい分量）
ランチョンミート（5mmの角切り）…1缶（180g）
コーン缶（無塩）…½缶（90g）
トマトジュース（無塩）…1缶（190mℓ）
白米…2合
塩…小さじ1（コーン缶、トマトジュースが有塩タイプの場合はなくてよい）

1 米は洗って、時間があれば30分ほど浸水させておく。
2 炊飯器の内釜に水気をきった**1**、トマトジュースを入れ、
2合の線まで水を注ぐ。
ランチョンミート、コーン缶、塩を加え、炊飯する。
※いんげん、グリーンピース、アスパラガス、玉ねぎなどを加えてもよい。

炊き込みごはんを作るのがつらい人は、単に白いごはんを多めに炊いて
冷凍しておくだけでもOK。できることからやりましょう。

秋の炊き込みごはん

さつまいもと甘栗の炊き込みごはん

さつまいもは気を補い、胃腸を養うもの。
栗も胃腸を養い、元気をつけてくれる素材です。

材料（作りやすい分量）
さつまいも…小1本（100g）
むき甘栗（食べやすく割る）…50g
白米…2合
塩…小さじ1

1 米は洗って、時間があれば30分ほど浸水させておく。
2 さつまいもは皮ごと1.5cmの角切りにし、水にさらす。
3 炊飯器の内釜に水気をきった**1**を入れ、2合の線まで水を注ぐ。**2**、甘栗、塩を加え、炊飯する。

冬の炊き込みごはん

大根と揚げの炊き込みごはん

大根は消化を促し、痰湿を取ってくれるもの。
冬場にのぼせやすい人は特に、とるといいでしょう。

材料（作りやすい分量）
大根（5mmの角切り）…5cm
油揚げ…1枚
白米…2合
A｜しょうゆ（または薄口しょうゆ）、酒…各大さじ1

1 米は洗って、時間があれば30分ほど浸水させておく。
2 油揚げはさっと湯通しして油抜きし、大根と同じ大きさに切る。
3 炊飯器の内釜に水気をきった**1**、**A**を入れ、2合の線まで水を注ぐ。大根、**2**を加え、炊飯する。
※白ごま、長ねぎなどを加えてもよい。

秋は夏の疲れを癒し、冬に向けての準備をするシーズン。
特に気を補う素材を積極的にとることを意識するといいでしょう。

「使いやすい素材」を、日々取り入れていこう

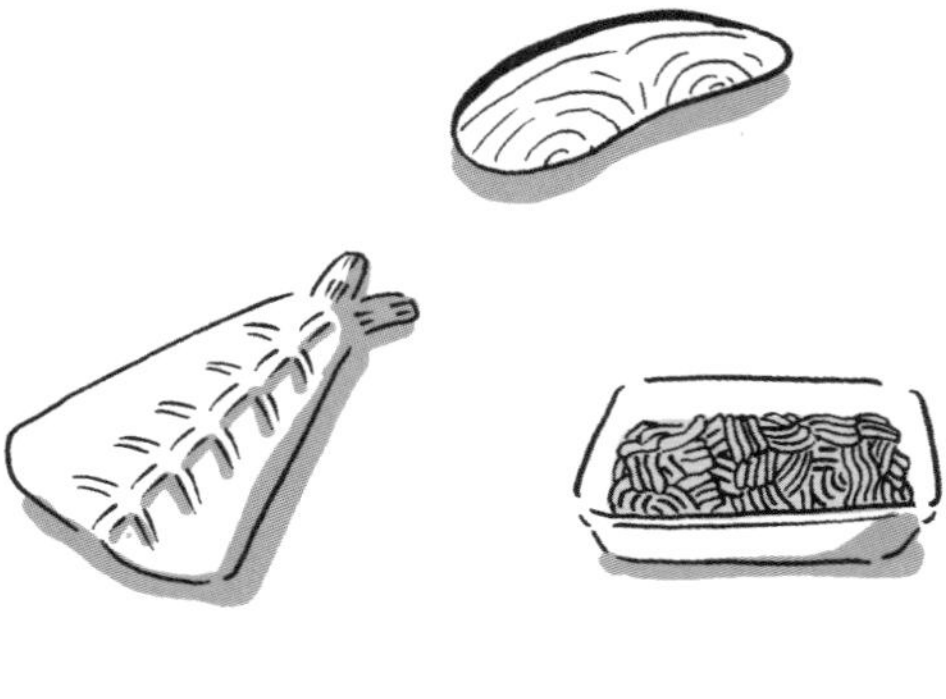

以上「手軽」に取り入れられる、市販品や食材、道具の使い方をおすすめしてきました。そこで紹介しきれなかった、「使いやすい素材」を補足でお伝えしようと思います。①**魚の干物**②**魚の切り身**③**ひき肉**の3つです。

干物は冷凍保存もできるので日もちがしますし、焼くだけで一品になるので調理をする必要がなく、忙しい気血両虚の人にぴったり。焼くときに負担にならないよう、調理器具に入る小ぶりなサイズを選ぶようにしましょう。魚焼きグリルがなくても、クッキングシートを敷いたフライパンなどでも気軽に焼けます。あじはおなかを温め、食欲不振によく、体力を補います。いわしは気血を補い、血流をよくし、精神を安定させます。いかも血液を補い、精神を安定させ、体を潤します。

魚の切り身も、冷凍で使いやすいものが出回っています。小さめに切ったものは、そのまま炒め物に使えたり、

さくで買ったお刺身が食べきれないときは、小さめに切り、冷凍保存しておけば、炒め物や蒸し物にさっと加えることができます。

蒸し物にも活用できたりします。また、お刺身用のさくもぜひ活用したいもの。切られているもののほうが高いので、かたまりで買うとリーズナブル。生でも食べられるものですから、調理時間を気にする必要はありません。まぐろ、ぶり、かつおなどは、肉類と同じような調理法で加熱して食べるといいでしょう。たら、かつお、まぐろ、ぶりなどはそれぞれ、気血を補ってくれます。

「肉を食べるとおなかが張るな」と感じることが多い人は、ひき肉を活用してください。みじん切りやすりおろしなど、物理的に細かくなっているものは、消化に負担がかかりにくいのですが、ひき肉も**「かみ砕く手間」が省かれるので、その分消化吸収に労力を回すことができます。**脂が多すぎるものは避け、できるだけ鮮度や品質が安心なものを選びましょう。小分けに冷凍し、炒め物などにちょこちょこ加えるのもおすすめです。

たらは白身魚ですが、気血を補うのにも有効な素材です。
汁物、鍋物、ホイル焼きなど、いろんな調理法で楽しめます。

「いい調味料」が脾胃を助けてくれます

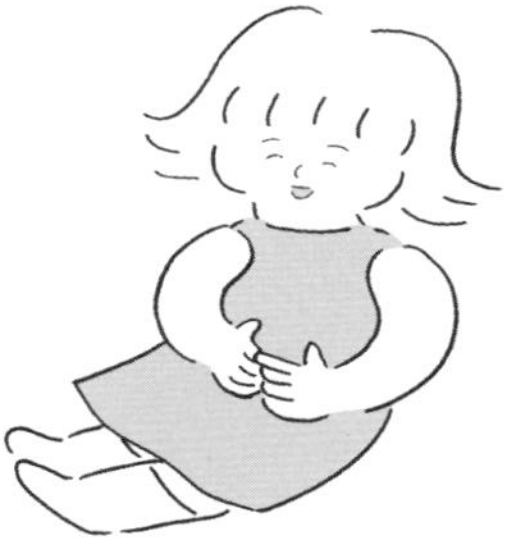

東洋医学では「脾胃《ひい》」はともに消化に関係する臓器。食べ物を消化して「水穀《すいこく》の精微《せいび》」（簡単に言えば、栄養やエネルギーのこと）に変化させることが大きな役割です。消化とは、食べ物が体の栄養やエネルギーへと変化することで、土の微生物が有機物を分解することや発酵と同じ特徴を持つと昔の人は考えました。つまり野菜を塩漬けにしたら乳酸発酵が進んで、漬物になることや、大豆がみそや納豆になることは、脾胃が行うことに通じています。**脾胃と性質が同じ発酵食品は、脾胃の働きを助け、元気にしてくれます。**特に朝の時間帯にとると、さらに効き目がアップします。

日本の調味料には、みそ、しょうゆ、かつお節、塩麹やしょうゆ麹、米酢、みりん、酒、酒粕、甘酒など、発酵食品がたくさんあります。塩味だけでは味が濃くなりがちですが、発酵食品にはうまみも加わっていますから、

しょうゆは熱を取り、解毒する役割も。体を冷やす性質もあるので、気血両虚の人は控えめの加減で使うといいでしょう。

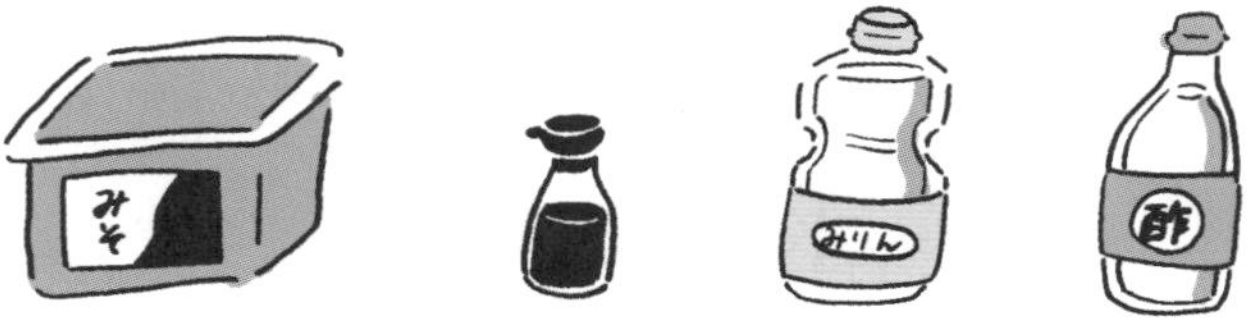

味を濃くしなくても満足感が得やすい。また、**単一の味つけだと脳は欲求不満になり、暴飲暴食のスイッチが入りやすくなってしまいます。**素材で味のバリエーションを出すのが難しいときも、調味料を変えれば、変化がつけられます。

なお、調味料を選ぶときは、できるだけきちんと発酵したものや、あとから味つけをしていないものを選んでください。たとえば「本みりん」と「みりん風調味料」は異なるもの。甘酒も砂糖が添加されているものは避けたほうがいいでしょう。きちんと作られたものは、少しお値段は張るものの、味わいに奥行きが生まれます。調味料がおいしいだけで、料理することに前向きになり、心も軽くなります。気血両虚の人はぜひ、脾胃をいたわる「必要投資」と思って、いい調味料をそろえるようにしてみてください。

甘酒は気を補い、胃腸を整え、便通をよくするもの。
どうしても甘いものが食べたくなったときは、甘酒を飲むのもおすすめです。

暮らしに取り入れやすい お手軽「薬膳茶」

上手に使えば、お茶も体質改善にひと役買うもの。本格的なものはちょっとなあという人も、手軽なひと工夫で取り入れられるお茶をご紹介いたします。

血虚に

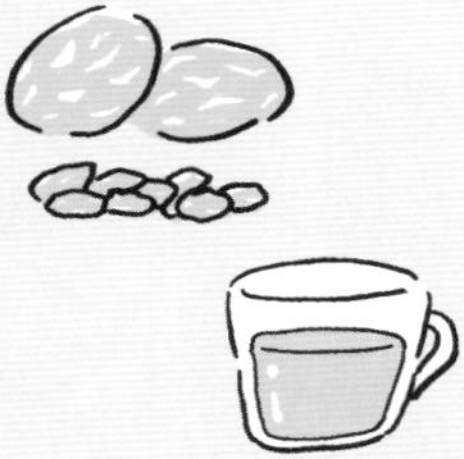

棗とくこの実のお茶

どちらも血液を補う作用があります。くこの実は眼精疲労にもいいので、パソコン仕事の人にはおすすめ。生理痛がひどい人は、棗＋黒糖のお茶も、痛みを緩和する作用があります。カップに手でちぎった棗とくこの実を入れ、お湯を注ぐだけ。飲んだあとの実も食べて。

冷えやすいときに

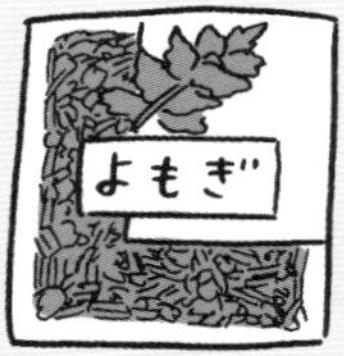

よもぎ茶

お灸の原料でもあるよもぎ。気血の通り道である経絡の通りをよくするほか、胃腸の湿気を取り、血液を補う、出血を止めるなどの効果があり、「ハーブの女王」といわれています。生のよもぎを摘んで２～３日天日干しし、フライパンでからいりして手作りしてもよい。

よもぎは香り成分に自律神経を整えてくれる効果も。
お茶として飲むのはもちろん、入浴剤にもよいものです。

粘膜を強化したいときに

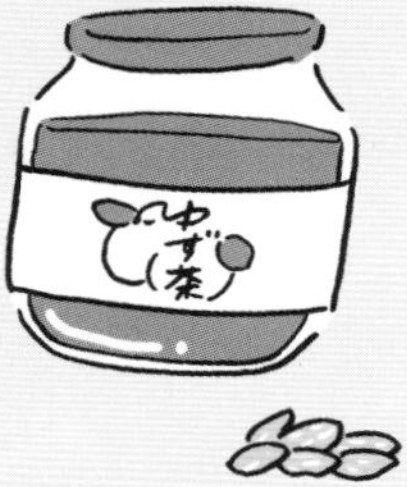

ゆず茶＋くこの実

漢方では「陳皮」と呼ばれる柑橘類の皮は、胃腸の働きを助けたり、気の巡りをよくします。ゆず茶は喉の粘膜強化。くこの実は体を潤す作用があるので、乾燥対策に。

湿気が多い日に胃腸の調子を上げたいときに

コーン茶

梅雨どきや夏場に胃腸の調子が落ちやすい人におすすめなのがコーン茶。余分な水分を排出してくれて、体も冷やさず、ノンカフェイン。ひげ入りはさらにその効果が高いです。

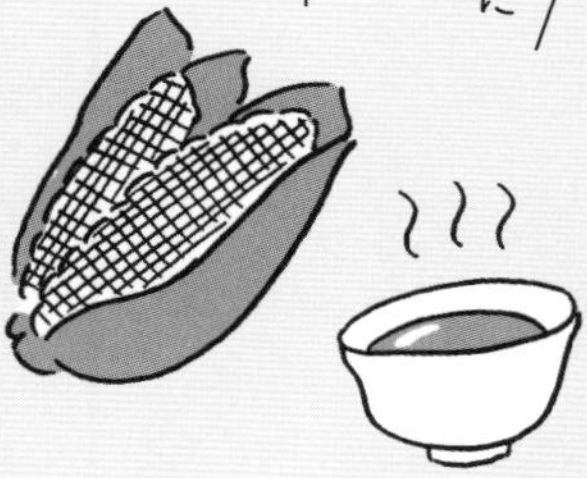

ストレスが多いときに

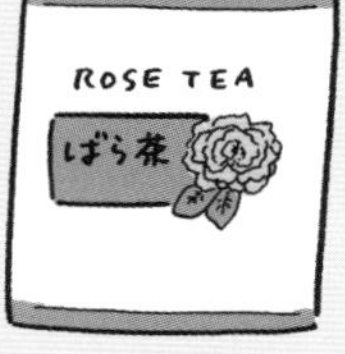

ばら茶

ストレス対策には気の巡りをよくするものがおすすめ。香りがいいものは気の巡りをよくするものが多く、特にばらは、血流をよくしホルモンバランスを整えてくれるので、女性の強い味方です。生理前にイライラと貧血の両方ある人は、ばら茶に棗を加えてもいいでしょう。

東洋医学では黄色いものは粘膜を強くすると考えます。
気血両虚は胃の粘膜も弱まっていることが多いので、黄色い素材で強化して。

私の「気血両虚」脱出記 1

子どものとき以来、夏バテしない夏を過ごせた！

この本の編集を担当してくれたTさんも、典型的な気血両虚でした。鍼灸院での薬膳アドバイスをもとに、体調を回復した経験を話してくださいました。

「健康診断を受けると、常に『貧血ぎみ』の判定（正常範囲内の最低ライン）、『鉄分をもっととりましょう』と言われ続けた人生。生理痛も重く、最中も終わったあともげっそり。夏の暑さに弱く、冬の寒さにも弱い。長時間パソコンの前で目を酷使する仕事なので、深夜に仕事が終わったあとは常にふらふら。**いつも少し『だるいなあ』『疲れるなあ』と思って生きてきました**」

料理本の仕事などもしていたので、食べ物には気をつかっていたそうですが、朝はいつもなんとなく胃が重い。なので朝食はくだものだけ、グラノーラだけで済ますこともしばしば。昼食はしっかり食べるものの、食後はいつも猛烈な眠気に襲われていたそうです。そんな中「源

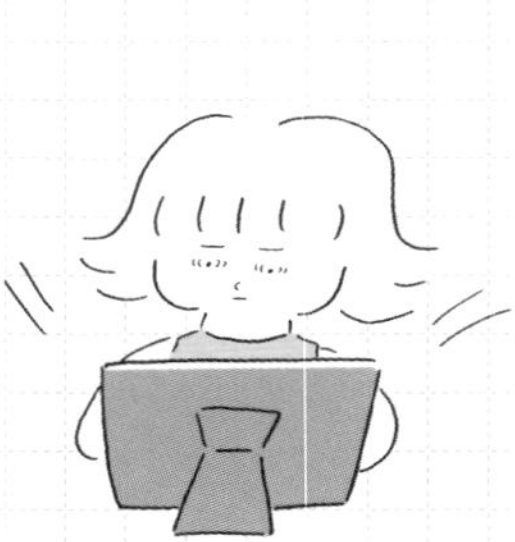

1日2時間以上パソコンに向かう人は、「すでに私は血を消耗している！」という自覚を。適度に休み、鉄分を補いましょう。

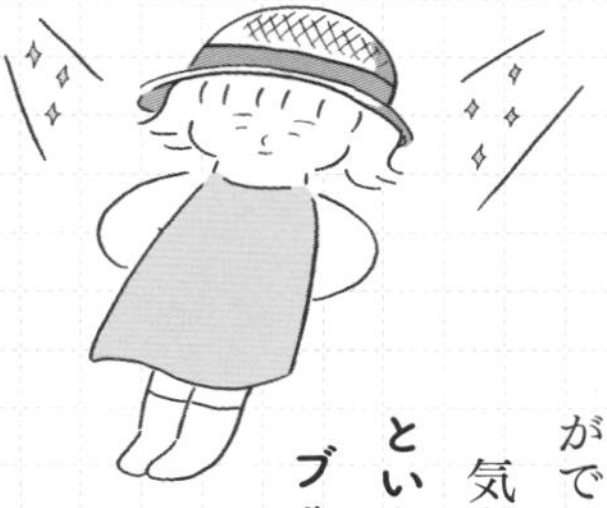

保堂鍼灸院」で薬膳アドバイスを受け、自分は気血がまったく足りていなかったことを自覚したそうです。
「そこで取り入れたのは①朝1杯の『かちゅー湯』またはおかゆ②食事で必ずたんぱく質をとる③甘いもの、冷たいものを極力避けるというライフスタイルです。半年ほど続けていると、おなかの調子がよくなり、健康診断の結果も血中の鉄分数値が劇的に改善しました。さらにうれしいことはその年の夏、ウン十年ぶりに食欲をいっさい落とさない、『夏バテしない夏』を過ごすことができたのです！」
気血が充実してきてうれしかったのは、**仕事でここぞというときに「もうひと粘り」ができること。何かトラブルが起きても、どっしりと構えられるようになった**ことだとか。体力面はもちろんのこと、精神面での底上げができたそうです。

人とたくさん会うと「気疲れするなあ」という人は、気血両虚の可能性アリ。一度自分のライフスタイルを点検してみてください。

Part 3

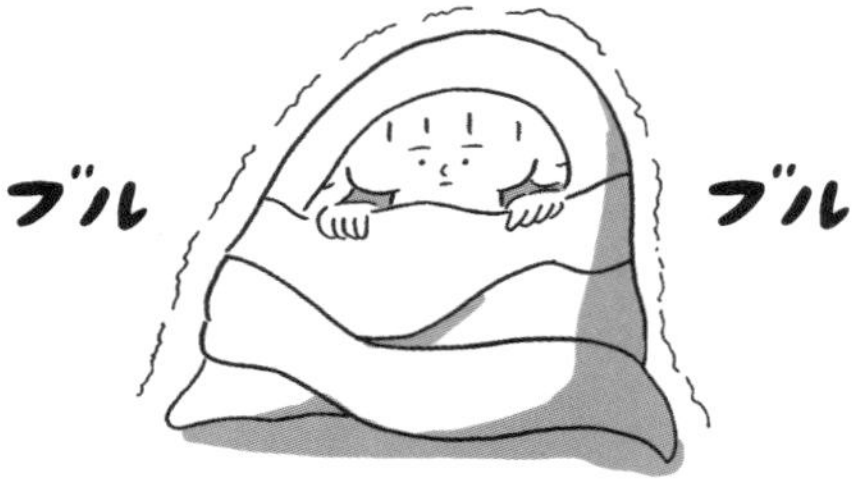

季節ごとに「養生」しましょう

東洋医学において春夏は、エネルギーが
外へ外へと向かい消耗する時期で、
秋冬は逆に、内に向かい、蓄える時期。
慢性的な気＝エネルギー不足である気血両虚の人は、
季節に合わせた養生をしていく必要があります。
ここでは主に季節にふさわしい「気血ごはん」を紹介しますが
「過ごし方」によっても、ずいぶん体の調子は違うのです。
気と血を補い、脾をいたわりつつ
一年を通じて元気に過ごすコツを覚えていきましょう。

気血両虚の人が季節ごとに注意すること

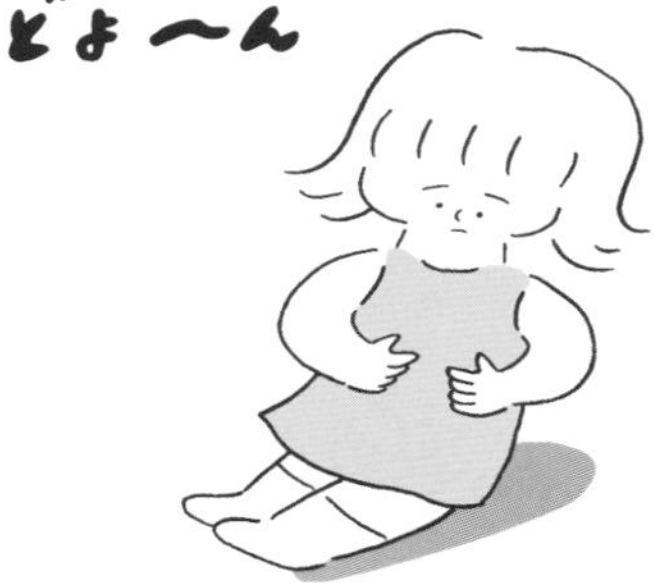

気血両虚の人の、一年を通した体調の移り変わりをイメージしてみます。春は花粉症やめまいで、なんとなくずーっと調子が悪い。梅雨どきになると胃腸の調子を崩し、食欲不振でそのまま夏バテに突入。「熱中症が怖いし、外出したくないなあ」と思いつつ、クーラーにあたりっぱなしで体が冷えきってつらい。そんな夏をなんとか乗り切り、涼しくなってほっとしていたら、寒い時季になって冷え性がつらくなり、ほとんど身動きがとれなくて、春になる……とても季節を楽しむ余裕はありませんね。けれどもそれぞれの時期できちんと養生しておけば、季節による体調不良は、ある程度避けることができるのです。

【春】春の養生は、**血をしっかり補うことが最重要**。春の不調（めまい、倦怠感、頭痛など）は、陽気が暖かくなり代謝も活発になるのに、体がついていけずに起きる

エネルギー不足な気血両虚の人は、外へ向かうだけのエネルギーがなく、勢いに負けてしまうので、春夏が苦手な人が多いです。

ことが多いのです。春のエネルギーの原動力は、春の臓器「肝《かん》」（血を貯蔵し、解毒やストレスの処理をする）。肝に血が充分に満たされれば、滞りなく働けるのです。花粉症などのアレルギーも多い時期で、肝の解毒作用もフル活動。充分な睡眠と緑色のデトックス素材で、肝をサポートしましょう。

【夏】夏の養生は、**梅雨の湿気から胃腸を守ること、暑さに負けないこと**がポイントとなります。胃腸が弱い気血両虚の人は、梅雨どきに食欲不振になり、そのまま夏バテというパターンが多いので、梅雨は冷たいもの、甘いもの、生もの、脂っこいものを極力避けましょう。また、**暑さによる発汗も要注意**。汗は血液からできており、汗をかけば血を消耗します。気は血にのっているので、汗と一緒に気も抜け出てしまうので、しっかり気血を補うようにしましょう。体力が奪われた日は無理をせず、しっ

春の不調はほかに、血不足から起こるドライアイや視力の低下、皮膚や髪の乾燥、脱毛などもよく見られます。

かり休むことも大切です。

【秋】気血両虚の人が、いちばん気血の貯金をしやすいのが秋。夏の疲れをしっかり取り、気を補っておくと、気持ちの落ち込みや体力不足を感じにくくなります。**夏に食欲を落としてしまった人は、秋にしっかり食べることが大切**です。ただし食べ方が重要で、夏の気分を引きずって冷たいものを飲みすぎたり、暴飲暴食や不規則な生活をしていると、冬の体力が心配なだけでなく、翌年の春夏の体調不良の原因にもなるのでご注意を。

【冬】冬の寒さもまた、体力を消耗します。なので冬は**あまり活発な活動はせず、体力の温存に努めましょう。**体の内側を充実させることが大切なので、栄養があるものを食べ、冬の臓器である「腎《じん》」（生命力を維持し、成長や老化をコントロールする）を養う食べ物をしっかりとると、気血を作りやすくなります。ちなみに**気血両虚**

秋の臓器は肺で、肺と大腸は関連すると考えられていて、
秋はお通じをよくしておくのが、健康管理の上でも大切です。

の人は、冬場にダイエットをすると致命的なダメージを受けます。正月太りを解消したいと、最も寒い時季に断食や偏食ダイエットをするようなことは、絶対に避けてください。

【土用】また季節と季節のつなぎ目である「土用《どよう》」も、過ごすのに注意が必要な時期です。具体的に言うと土用は、立夏・立秋・立冬・立春の直前約18日間を指す時期で、**どの季節の土用も、胃腸が弱まるといわれています。**夏の土用の丑の日は、精をつけるために、うなぎを食べることで有名ですよね。これら季節の移行期に暴飲暴食をしてしまうと、胃腸が弱まってしまうのです。今はアプリなどでも手軽に暦が分かりますから、スケジュール帳などに書き入れておくといいですね。**次の季節が来るまでの18日間は、「食事を見直す時期」**と頭に入れておくようにしましょう。

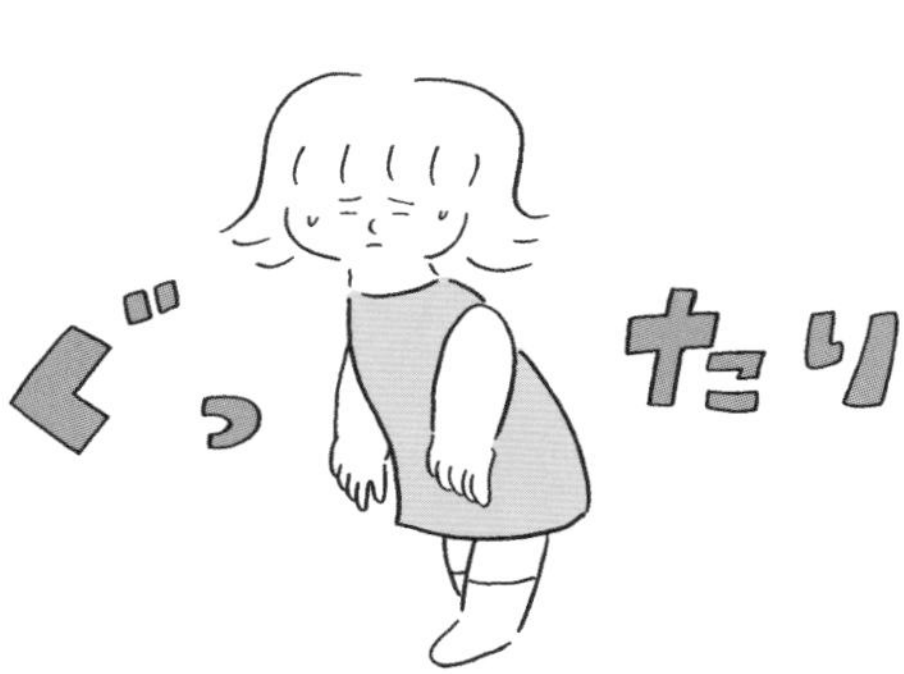

季節の変わり目に風邪をひきやすい人は、この時期特に、
胃腸が弱る冷たいもの、甘いもの、生もの、脂っこいものを避けましょう。

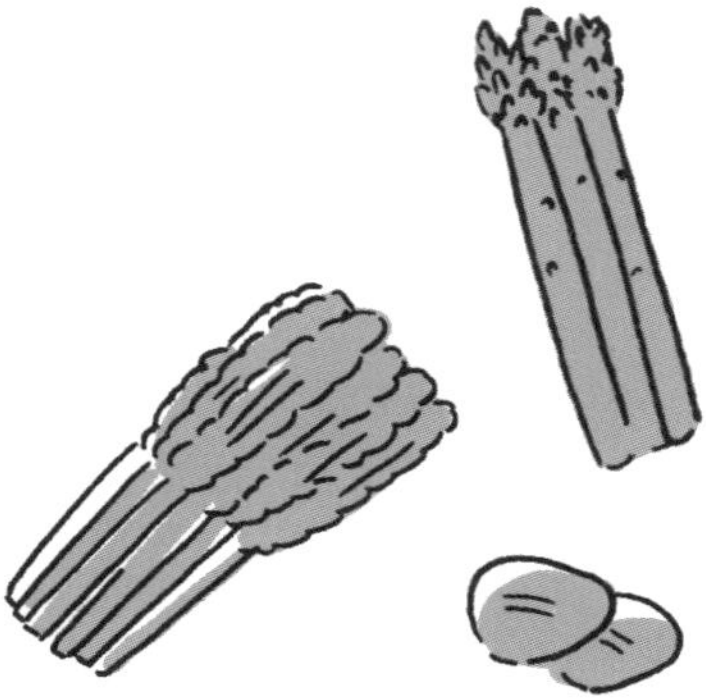

春のごはん

春の臓器である「**肝**」を助けるために、**緑色の野菜**（菜の花、にら、キャベツ、せりなど）をたくさん食べましょう。加えてこの時期は**貧血対策が重要**なので、レバーはもちろん、旬の貝類、いか、たこなどをよく食べて。のぼせがあったり、精神的に不安定になりがちな人には特に貝がおすすめです。イライラしやすくなり、それによって胃腸の調子を崩す人も多いので、気の巡りをよくする柑橘類（特に皮。マーマレードがおすすめ）やせりをとりましょう。**味つけは全体的にさっぱり**したものを。

【春のおすすめ食材】

菜の花、にら、キャベツ、せり、ほうれん草、ブロッコリー、アスパラガス、山菜、ねぎ、もやし、じゃがいも、長いも、絹さや、スナップえんどう、そら豆、しそ、いちご、柑橘類、はまぐり、あさり、しじみ、いか、たこ、レバー、かつお、まぐろ、鯛、豆腐、豆乳、卵、アーモンド、棗、発酵食品

健康な人でも、春は貧血に注意しなくてはいけない時期。
気血両虚の人はさらに念入りに、普段から対策をとるようにしましょう。

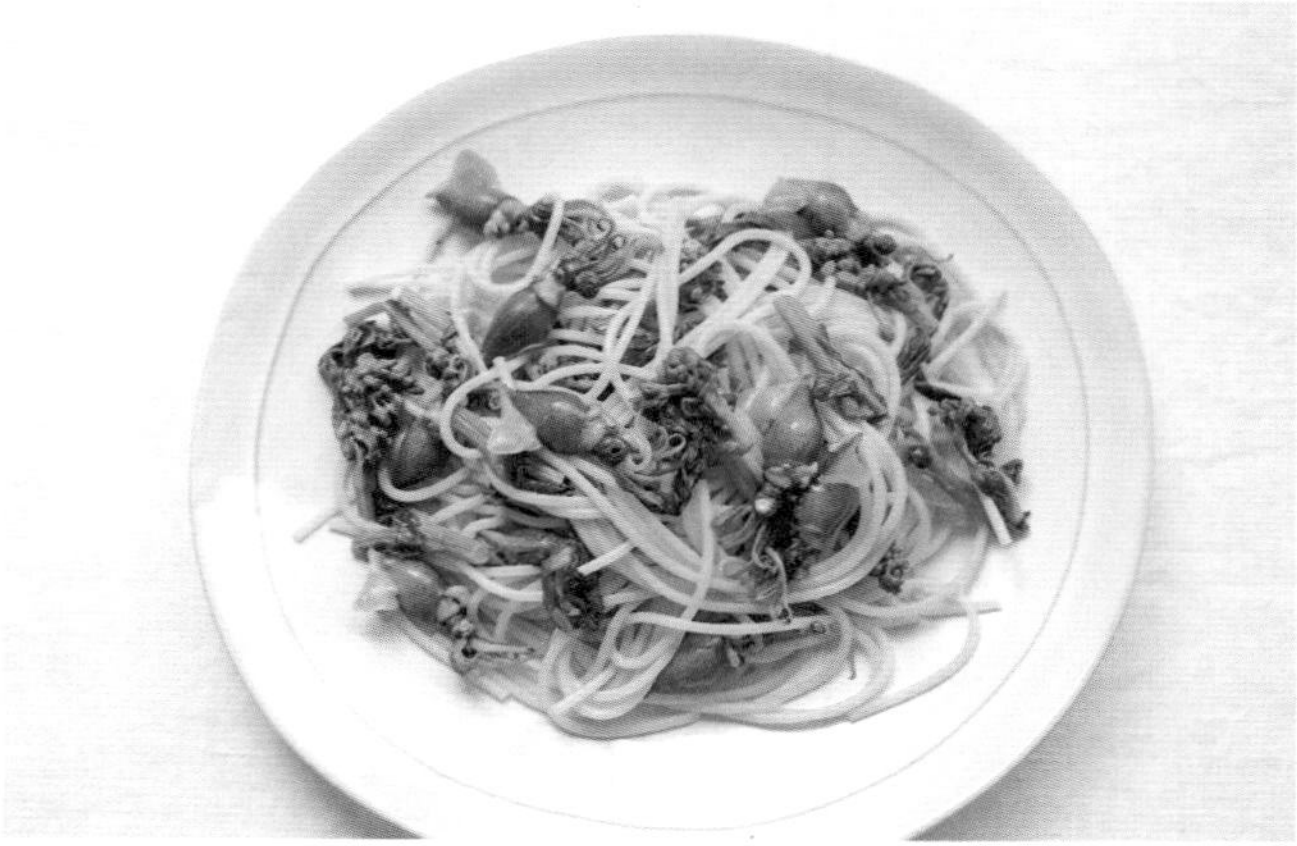

春の料理 ❶

菜の花とほたるいかのパスタ

肝を助け、解毒効果のある菜の花に、血を補うほたるいかを。
パスタは少なめにして、副菜をつけ加えるといいでしょう。

材料（2人分）
菜の花…½束
ほたるいか…1パック（150g）
パスタ…150g
にんにく（薄切り）…1かけ分
塩…小さじ1
オリーブオイル…大さじ1

1 菜の花は茎と花に分け、茎は斜め切り、花は食べやすい大きさに切る。
2 鍋にたっぷりの湯を沸かし、パスタを袋の表示どおりゆでる。
3 フライパンにオリーブオイル、にんにくを入れて火にかけ、
菜の花、ほたるいかを炒める。パスタのゆで汁お玉1～2杯、
塩を加え、汁気をきった**2**を混ぜる。

1匹まるごと食べられるほたるいかは、この時期ぜひ食べておきたい食材。
貧血や目の疲れの改善、不眠にもいいとされています。

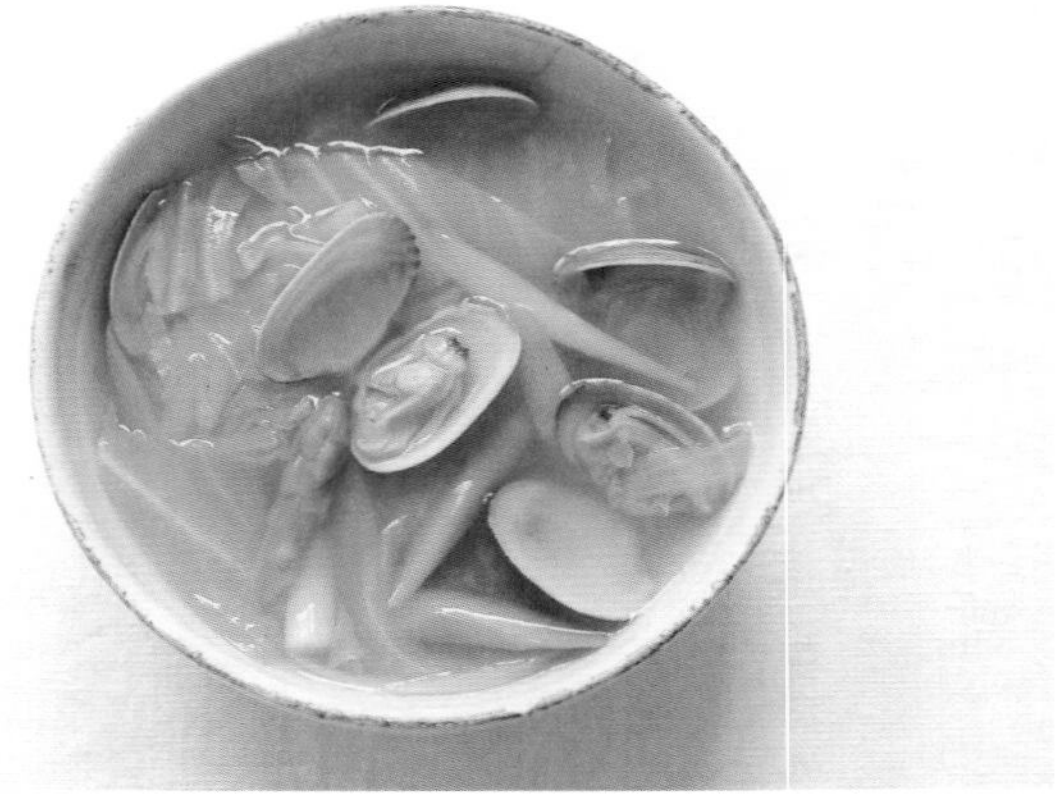

春の料理 ❷

あさりと春野菜のスープ

精神を安定させ、血を補う作用のあるあさり。
殻ごと料理に使うと効果が高まるのでおすすめです。

材料（2人分）

あさり…150g
玉ねぎ（薄切り）…¼個
キャベツ（食べやすく切る）…2枚
アスパラガス（乱切り）…3～4本
鶏スープ…400mℓ
塩麹…大さじ½

1 あさりはよく洗い、砂抜きする。
2 鍋にスープと玉ねぎを入れ、火にかける。
煮立ったらキャベツ、アスパラを入れる。
3 あさりを加え、ふたをする。あさりの口が開いたら火を止め、
塩麹を入れる。
※スナップえんどうやグリーンピース、コーン、じゃがいもなどを入れてもよい。

春のイライラで胃腸を傷めやすい人は、すっぱいものは控えめに。
代わりにいも類、キャベツ、豆類は胃腸を守るのでおすすめです。

春の料理 ③

春菊と帆立の酢みそあえ

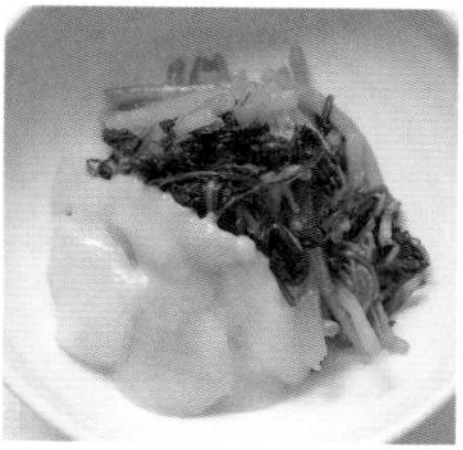

帆立と春菊は、情緒不安定を改善してくれる
役割が。花粉症の人は発酵食品を
多めにとると症状緩和につながります。

材料（作りやすい分量）

春菊…1束
帆立（刺身用、3等分のそぎ切り）…大4個
酢みそ｜白みそ…大さじ2（または米みそを大さじ1と½）
　　　｜酢…大さじ1

1 春菊は茎と葉に分け、熱湯で茎からゆでる。
30秒ほどたったら葉もゆで、20秒ほどで引き上げる。
食べやすい大きさに切り、水気を絞る。
2 酢みその材料を混ぜ合わせ、**1**と帆立をあえる。

春の料理 ④

鶏肉のマーマレード煮

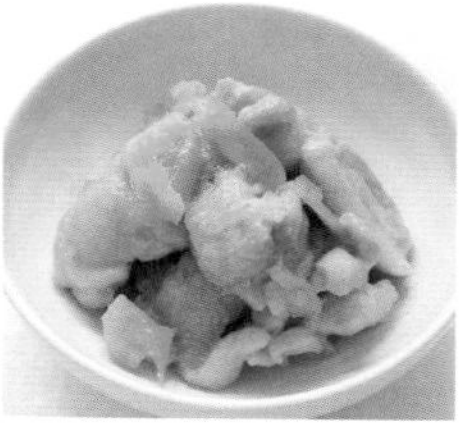

柑橘類の皮は気の巡りをよくし、
胃腸の調子を整えます。鶏肉と一緒に煮ると、
やわらかくなり食べやすくなります。

材料（2人分）

鶏もも肉…1枚（350g）
A｜マーマレード…大さじ4
　｜しょうゆ（または薄口しょうゆ）、酒…各大さじ1

1 鶏肉はひと口大に切る。
2 鍋に**1**とかぶるくらいの水を入れ、火にかける。
煮立ったらアクを取り、**A**を加える。
ときどき混ぜながら、汁気がなくなるまで煮つめる。

春は特に、動物性・植物性のたんぱく質をバランスよくとるとよいので、
そら豆など豆類も積極的にとるようにしましょう。

夏のごはん

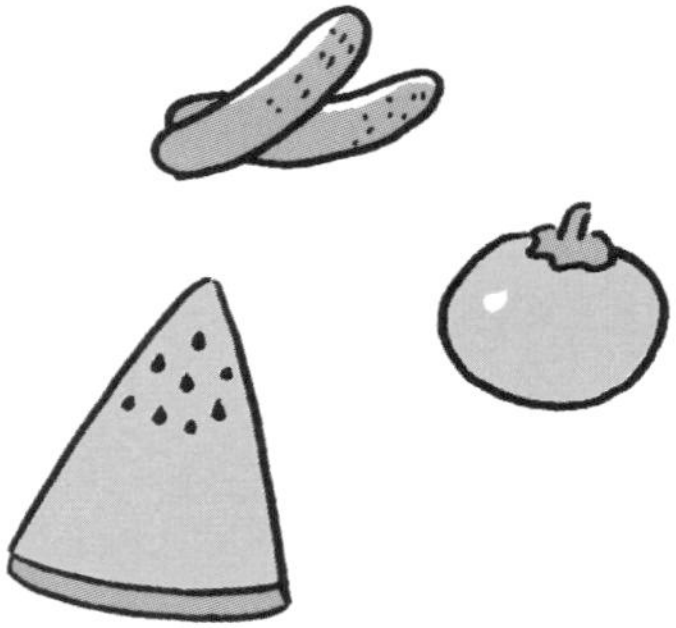

夏は湿気と飲食の不摂生で、**胃腸の調子を崩さないように過ごす**ことが大切です。季節のおすすめ食材の代表が**トマトと梅干し**で、毎日食べるといいでしょう。トマトは熱を取りながら体を潤し、梅干しは胃腸の調子を高めつつ、食あたりを防いでくれます。きゅうり、なす、ピーマンなど**夏野菜は、夏のうちにたくさんとれば熱中症を防いでくれて**、他の季節にはあまり食べる必要を感じなくなります。また、**暑さで気血不足になりがち**なので、肉・魚はしっかりとるように心がけてください。

【夏のおすすめ食材】
トマト、パプリカ、すいか、さくらんぼ、小豆、梅干しなど赤い食材。アスパラガス、きゅうり、なす、ピーマン、レタス、かぼちゃ、しいたけ、しそ、豚肉、うなぎ、あなご、かつお、青魚類、ハツ、豆腐、はちみつ、棗、ぶどう、桃、メロン、バナナ、酢

特に梅雨どきにおすすめは、とうもろこし、さやいんげん、そら豆、枝豆、もやし、小豆、アスパラガス、あゆ、海藻、貝類、香辛料。

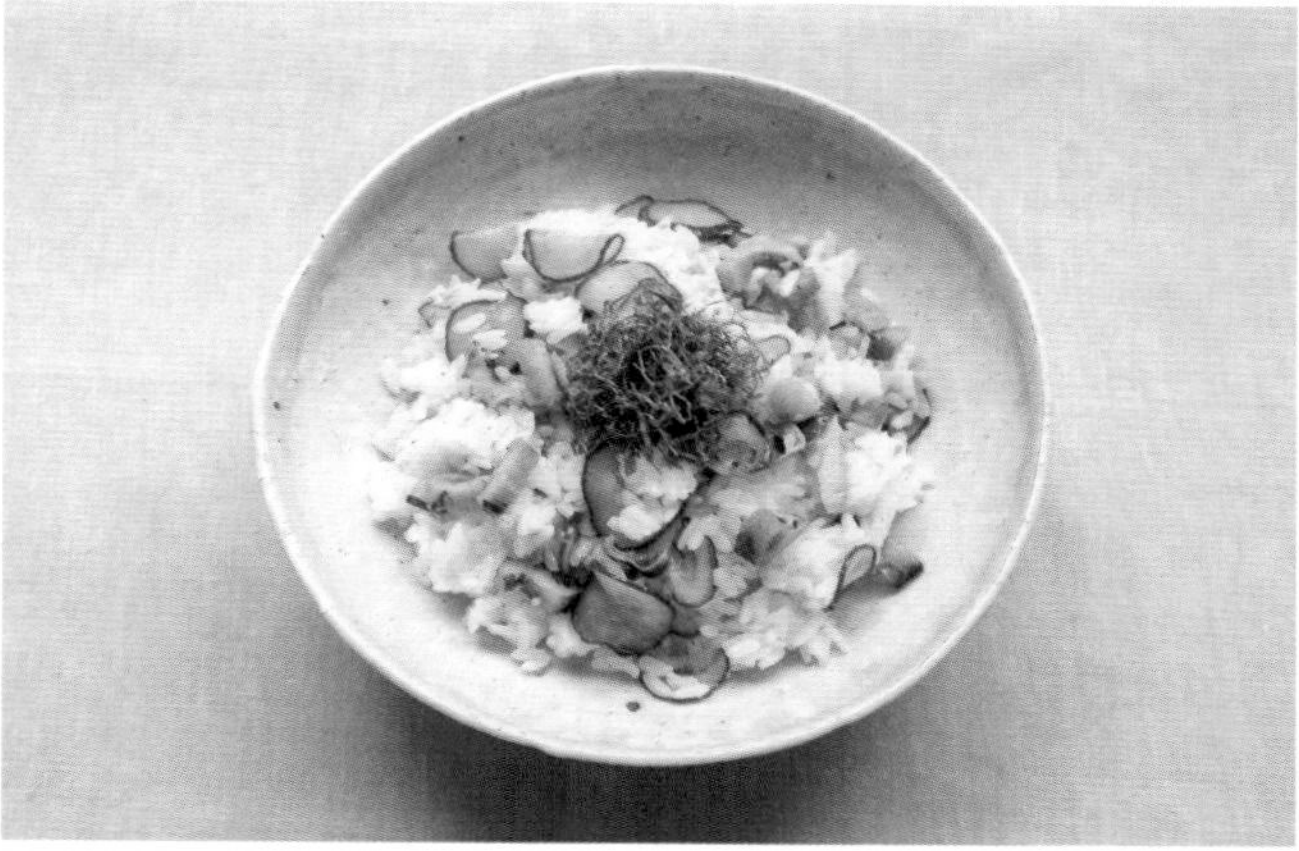

夏の料理 ①

刻みあなごの混ぜずし

土用の丑の日といえばうなぎですが、
少し重たいので、気血両虚の人には
さっぱりしたあなごが食べやすくおすすめです。

材料（2人分）

刻みあなご…80g
きゅうり（小口切り）…1本
青じそ…4枚
炊いたごはん…茶碗2杯分強

すし酢
- 酢…大さじ2
- 砂糖…大さじ½
- 塩…小さじ½弱

1 きゅうりは塩少々（分量外）をふって5分ほどおき、しっかり水気をきる。青じそはせん切りにし、水にさらし、水気をきる。
2 ボウルにすし酢の材料を入れ、しっかり混ぜ、熱々のごはんを加えて混ぜる。
3 **2**に**1**のきゅうり、刻みあなごを混ぜ、器に盛り、**1**の青じそをのせる。
※好みで焼きのり、ごま、しょうがの甘酢漬け、いり卵、枝豆などを加えてもよい。

うり科の野菜は水分バランスを調整してくれますが、
体を冷やす作用も強いので、冷え性の人は加熱するか、香辛料を一緒にとって。

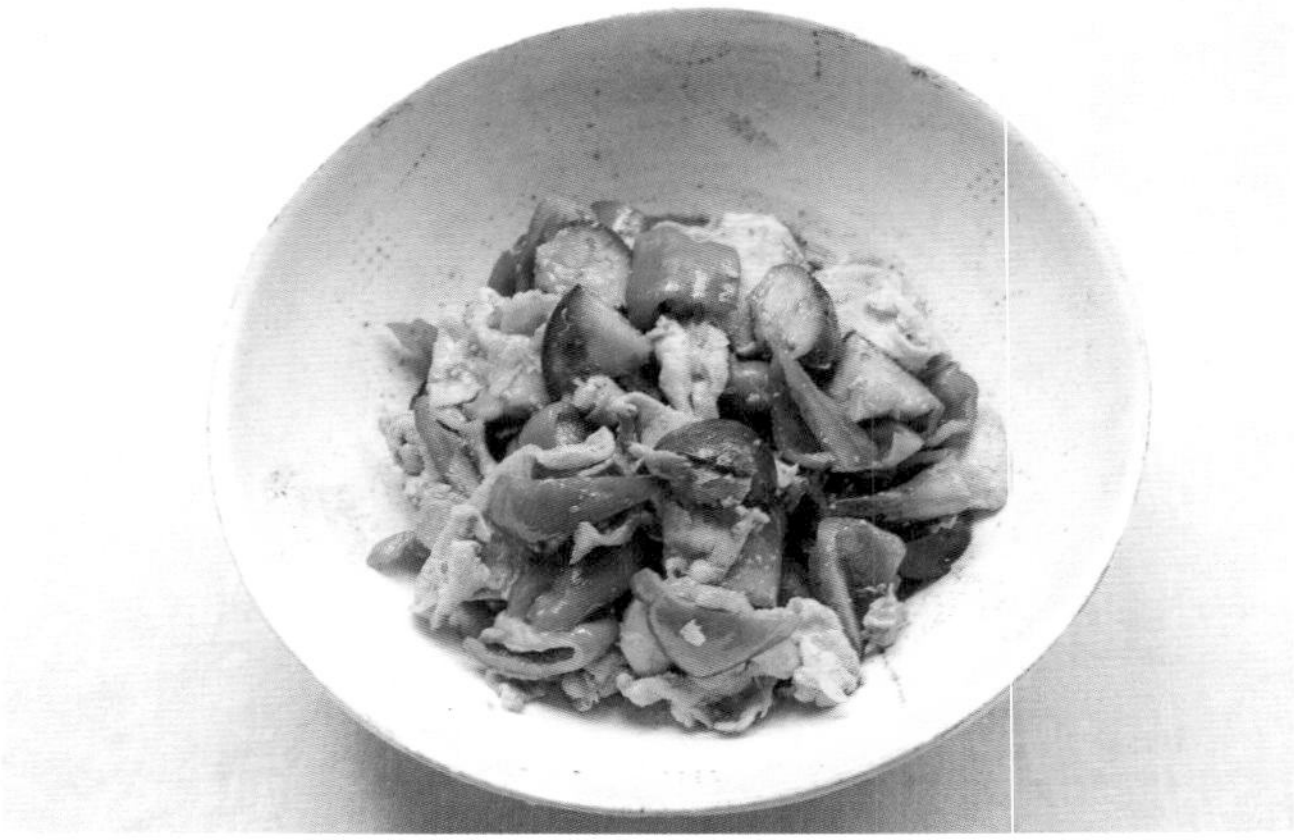

夏の料理 ❷

豚肉となす、ピーマンの辛みそ炒め

体力を回復し体の潤いを与える豚肉は、夏に欠かせない素材。
食欲がない日は、辛みを加えると食べやすくなります。

材料（2人分）
豚薄切り肉（食べやすく切る）…200g
なす（乱切り）…1本
ピーマン（乱切り）…2個
しょうが（せん切り）…1かけ
A｜みそ、豆板醤、みりん…各大さじ1
植物油…大さじ1

1 **A**は混ぜ合わせておく。
2 フライパンに油、しょうがを入れて火にかけ、豚肉を炒める。火が通ったらなす、ピーマンを加え、炒める。
3 火が通ったら**A**を加え、全体がなじんだら火を止める。

なすは体を冷やす作用が強いので、冷えやすい人は体を温めてくれる辛いものと一緒に食べると、作用がやわらぎます。

夏の料理 ❸

ツナとトマトジュースのそうめん

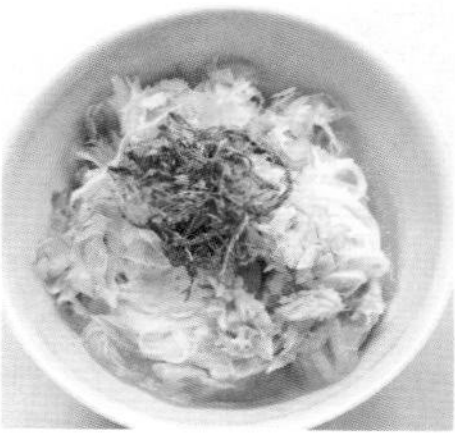

夏は食欲が落ちるとそうめんになりがちですが、
必ず具材をプラスして。ツナは気血を補い、
冷えがちなおなかも温めてくれます。

材料（2人分）

そうめん…2人分（約3束）
ツナ缶…1缶（70g）
トマトジュース…1本（190mℓ）
青じそ（せん切りにして水にさらし、水気を拭く）…3～4枚
かつお節…適量
塩…ひとつまみ

1 そうめんは袋の表示どおりにゆで、水で締めておく。
2 器にそうめん、ツナ、かつお節、青じそを盛り、塩をふってトマトジュースを注ぐ。

夏の料理 ❹

きゅうりとしらすのもずく酢

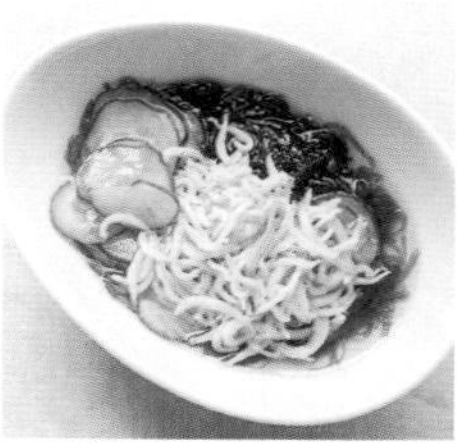

夏の疲労回復には、すっぱいものが
よく効きます。汗のかきすぎにも、
甘酢はおすすめです。

材料（2人分）

きゅうり…1本
しらす…1パック（80g）
もずく酢…50g×2個

1 きゅうりは小口切りにして塩少々（分量外）をふって5分ほどおき、しっかり水気をきる。
2 器にもずく酢を汁ごと入れ、**1**、しらすをのせる。
※お好みでしょうがのすりおろしをのせてもよい。

青じそは夏に常備しておきたい素材のひとつ。食あたりを防ぎ、
胃腸を元気にしてくれます。胃腸風邪の初期にもよいものです。

秋のごはん

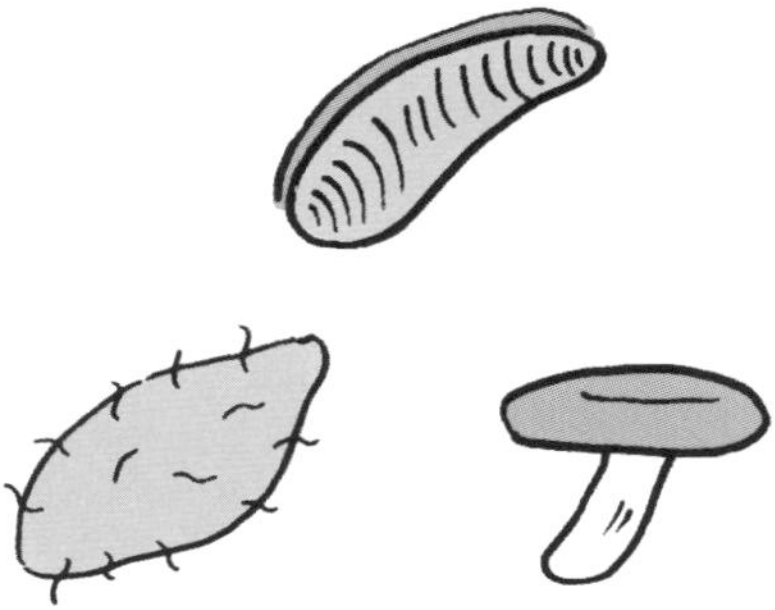

秋の前半は残暑がまだきびしいですから、なすなど暑さを除く夏の食材も、並行してとるといいでしょう。食欲の秋は、時期ごとに食材が入れ替わっていきますが、そのときどきのものを楽しむように心がけると、自然と体調も整いやすいです。また秋は**白い食材**（れんこん、かぶなど）を食べると、**乾燥を防ぎ、粘膜を強くしてくれる**ので、冬への対策になります。**気を補い、体力を養うきのこやいも類**（さつまいも、山いも、むかご）も、よく食べるようにしましょう。

【秋のおすすめ食材】

れんこん、かぶ、山いも、里いも、大根、梨など白い食材。ほうれん草、さつまいも、かぼちゃ、きのこ類、豚肉、鶏皮、さんま、いか、卵、りんご、ぶどう、桃、干し柿、はちみつ、チーズ、ヨーグルト、ごま、ナッツ類、ぎんなん、落花生、発酵食品

「食欲の秋」といいますが、これは自然の摂理でもあります。
夏の疲れを癒し、冬に向けて気血を充分に補っておきましょう。

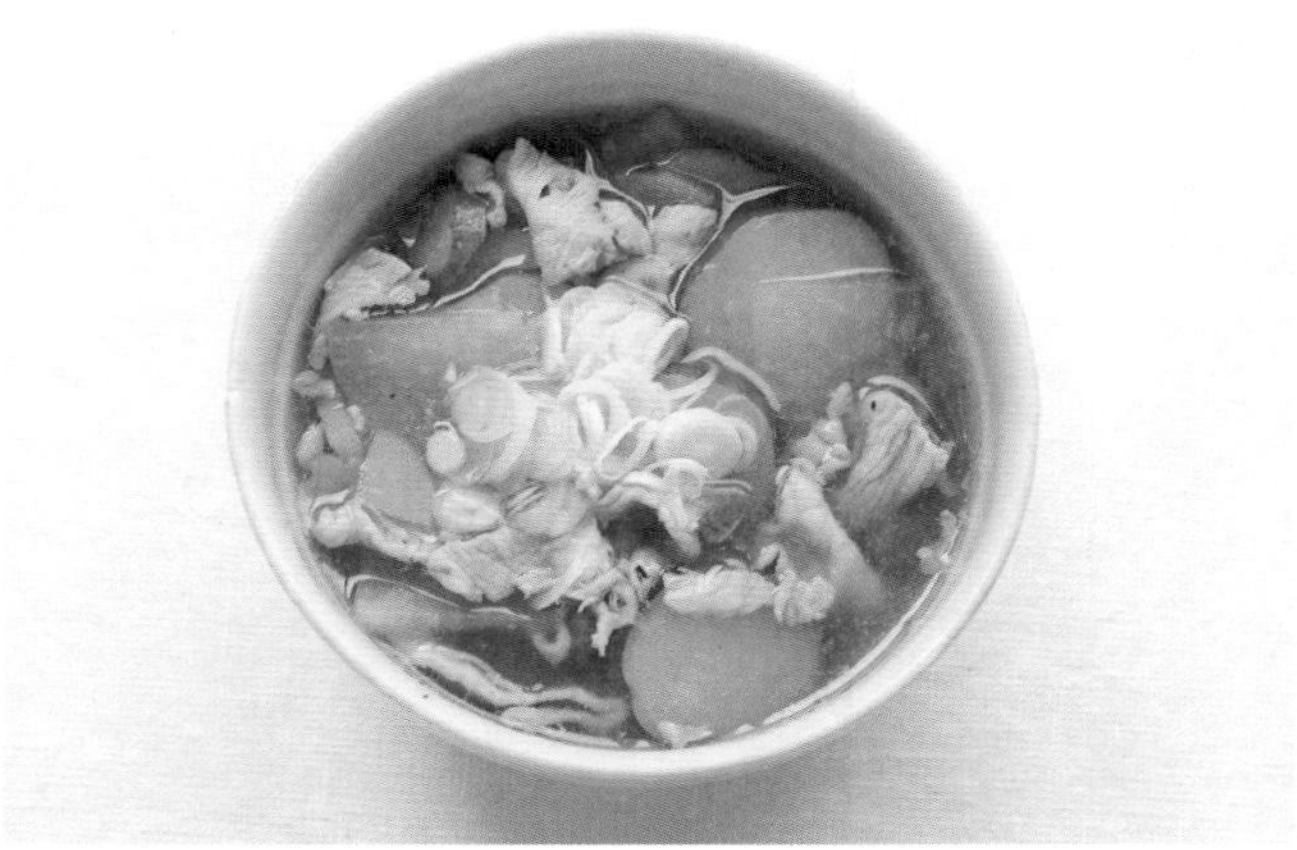

秋の料理 1

さつまいもの豚汁

お通じの調子を整え、気を補ってくれるさつまいも。
皮ごと使うことで、ガスも発生しにくくなります。

材料（2人分）
さつまいも（5mm 厚さの輪切り、または半月切り）…小1本
豚こまぎれ肉…100g
大根（3mm 厚さのいちょう切り）…100g
にんじん（3mm 厚さのいちょう切り）…50g
長ねぎ（小口切り）…⅓本
植物油…大さじ1
だし…400mℓ
みそ…大さじ1と½

1 鍋に油をひいて火にかけ、豚肉を炒める。
火が通ったら大根、にんじんを加え、炒める。
全体に油が回ったら、だし、さつまいもを加えて、煮る。
2 野菜がやわらかくなったら火を止め、みそを溶き入れる。
3 器に盛り、長ねぎをのせる。
※油揚げ、里いも、山いも、れんこん、きのこなどを加えてもよい。

発酵食品も快適なお通じには欠かせないものなので、
秋は特にいろんな種類をたくさん食べるように心がけましょう。

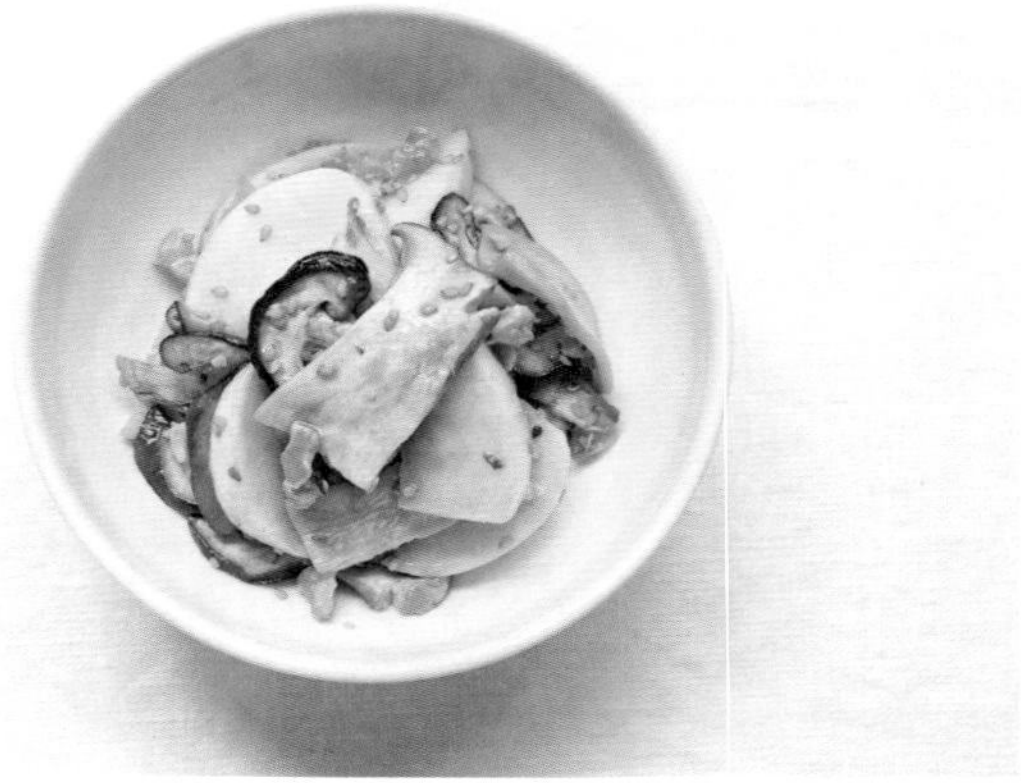

秋の料理 ❷

かぶときのこのマリネ

秋になっても汗が止まらない人は、適度に酸味をとりましょう。
かぶは胃腸にやさしく消化を促す、優秀食材です。

材料（作りやすい分量）
かぶ（8等分のくし形切り）…2個
きのこ（エリンギ、しいたけなど、ほぐす）…120g
ナッツ（くるみ、アーモンドなど、砕く）…20g
白ごま…大さじ1
オリーブオイル…大さじ1
マリネ液｜バルサミコ酢、酢…各大さじ1
　　　　｜はちみつ…小さじ1
　　　　｜塩…小さじ½

1 フライパンにきのこを入れ、強火にかける。
表面に水分が出たら裏返し、火が通ったら保存容器に入れる。
2 **1**のフライパンにオリーブオイルをひいてかぶを入れ、
両面に焼き目がつくまで焼き、**1**の容器に入れる。
3 **2**のフライパンにマリネ液の材料すべてを入れ、
煮立ったら**2**の容器に入れる。ナッツ、白ごまを加え、全体をあえる。

脾を補うかぼちゃ、内臓を補い、元気にしてくれるれんこんは、
ともに秋冬のおすすめ素材。いろんな料理に使いましょう。

秋の料理 3

さけときのこのホイル焼き

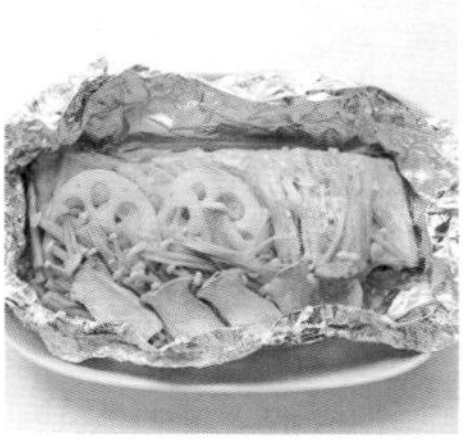

気血を補うさけは、疲れやすい人に
おすすめですが、脂がやや多いので、
油をあまり加えないホイル焼きがおすすめ。

材料（2人分）
さけ…2切れ
きのこ（2～3種、ほぐす）…100g
れんこん（3mm厚さの輪切り）…3cm
塩麹…大さじ2
植物油、レモン汁…各少々

1 アルミホイルに薄く油をひき、さけ、きのこ、れんこんを置き、塩麹をかける。
2 アルミホイルをしっかり閉じ、フライパンに入れてふたをし、中火で4分、弱火で7～8分焼く。食べるときにレモン汁をかける。

秋の料理 4

鶏肉とれんこん、かぼちゃのうま煮

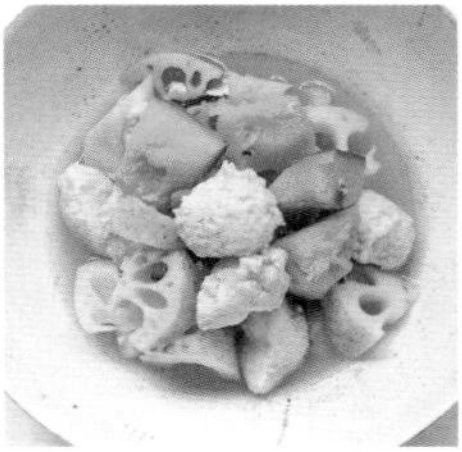

秋冬はこっくりした味が恋しくなりますが、
甘さはかぼちゃなど極力自然のもので。

材料（2人分）
鶏ひき肉…180g
れんこん（乱切り）…100g
かぼちゃ（冷凍品でも可、食べやすく切る）…150g
A | 片栗粉…大さじ1
　 | 塩…小さじ½
しょうゆ…大さじ2

1 ボウルに鶏ひき肉、**A**を入れ、よく混ぜる。
2 鍋に水400mℓを入れて火にかけ、沸騰したら**1**をスプーンで落とす。アクを取り、野菜としょうゆを加え、中火のまま火が通るまで煮る。

きのこ類は気を補うので、気血両虚の人は気にかけてとりましょう。
何種類か混ぜて使うと、味わいにも奥行きが出ます。

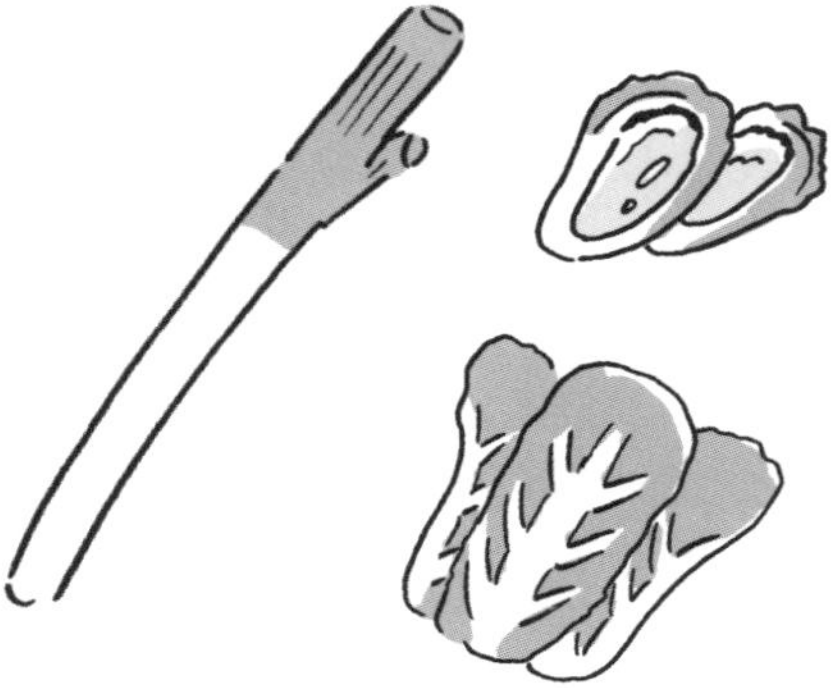

冬のごはん

とにかく体を冷やさないことが大切ですが、防寒するだけでなく、食べ物の力も借りましょう。冷たいものや生ものは基本的に避け、加熱することで火のエネルギーを取り込み、消化しやすくして、体も温めます。冬場の冷え取り素材の筆頭は、**長ねぎ**（白い部分）。冷えて風邪をひきやすい人は、毎日食べてください。魚介類もおいしくなる季節ですが、血や腎を補う食材が多いので、鍋がおすすめ。冬の臓器である「腎」を養う**黒い素材**も、積極的にとりましょう。

【冬のおすすめ食材】
黒豆、黒ごま、くるみ、ごぼう、干ししいたけ、うなぎ、かきなど黒い食材。ねぎ、にら、山いも、ほうれん草、キャベツ、ブロッコリー、白菜、大根、かぶ、里いも、えび、さけ、まぐろ、青魚類、栗、鶏肉、豚肉、鶏皮、ゆず、みかん、くこの実、チーズ、バター

冬場はクリスマス、忘年会、お正月、新年会と食べすぎることが多いので、レシピは胃腸にやさしいものをできるだけ選びましょう。

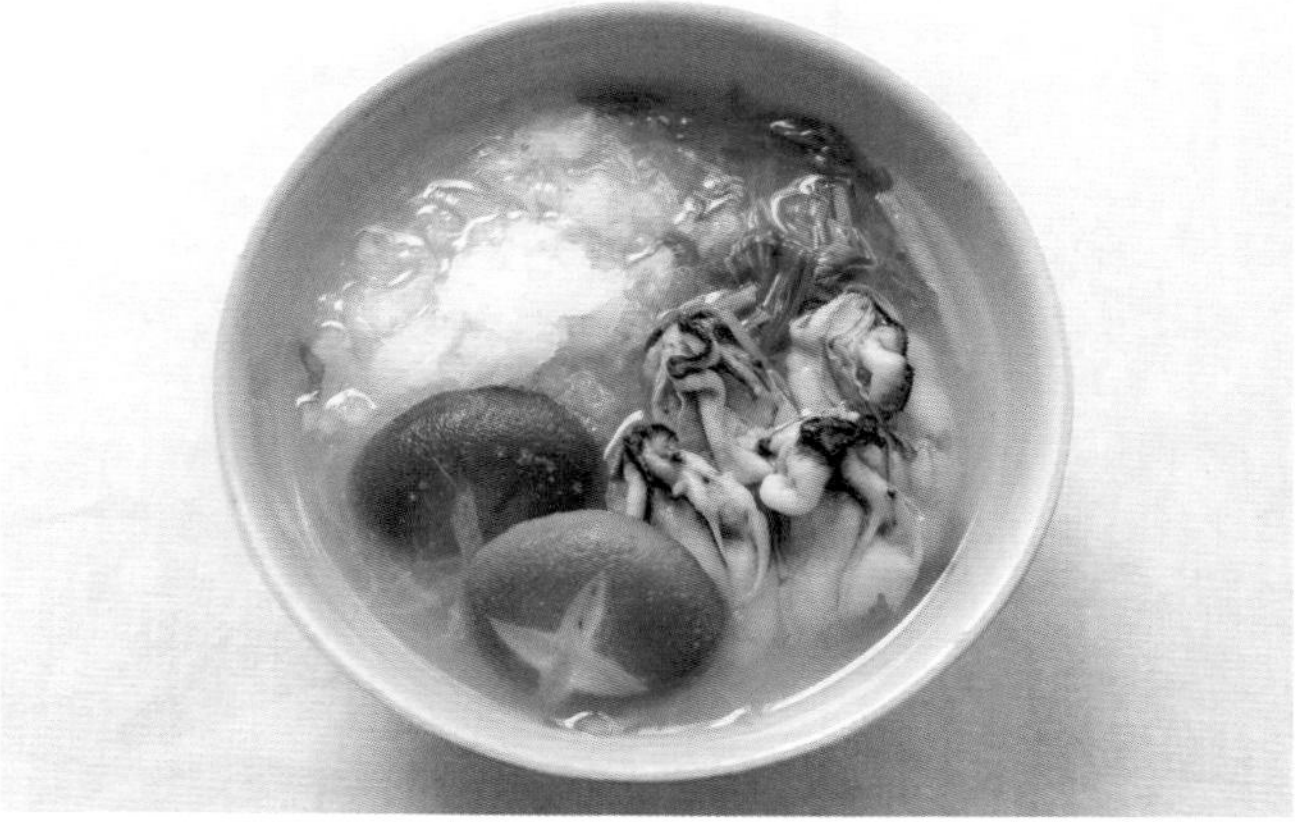

冬の料理 ❶

かきのおろし鍋

腎と血を補い、精神を安定させるかきのお鍋。
消化を助ける大根おろしもたっぷり入れましょう。

材料（2人分）
かき（冷凍）…100g
大根（すりおろす）…100g
水菜（食べやすく切る）…1束
生しいたけ…4枚
粉末だし…½包
ぽん酢…適量

1 かきは塩（分量外）をふって汚れを取り、水でやさしく洗い、水気をきっておく。
2 鍋にだし、水400～600mℓを入れて煮立て、かき、水菜、しいたけを入れる。
3 火が通ったら大根おろしを加え、ぽん酢などでいただく。

かきは貧血の人におすすめですが、クリーミーな洋食にすると胃腸に負担がかかるので、できるだけさっぱりした料理にしましょう。

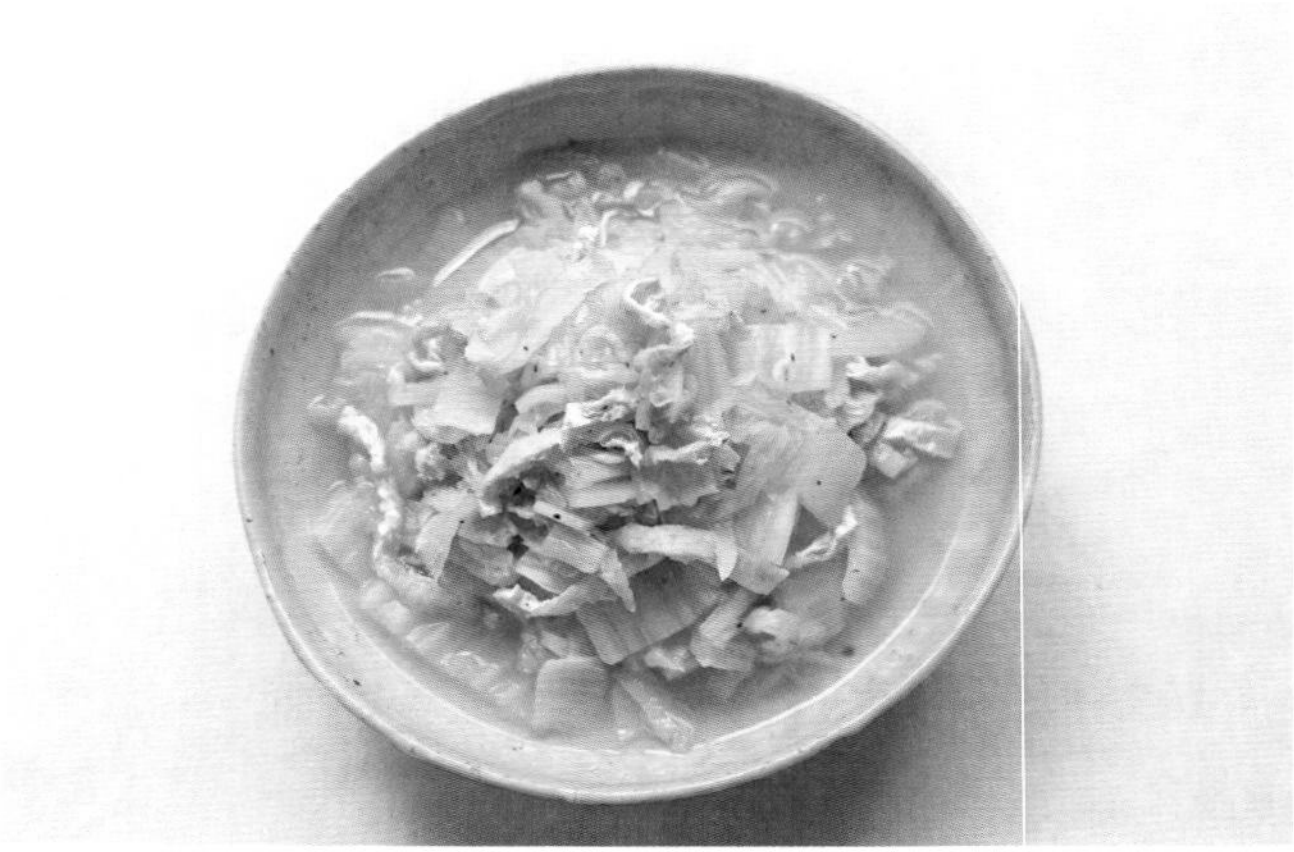

冬の料理 ❷

白菜とお揚げの炊いたん

胃腸にやさしく、利尿作用、通便作用もある白菜。
水溶き片栗粉や葛を加えると、より体が温まります。

材料（2人分）
白菜…⅛株（葉4枚程度、1cm幅に切る）
油揚げ…1枚
A | 干しえび…大さじ2
粉末だし…½包
しょうゆ（または薄口しょうゆ）…大さじ2と½
みりん…大さじ1と½

1 油揚げは熱湯をさっとかけて油抜きし、細切りにする。
2 鍋に白菜、1を入れ、ひたひたよりやや少なめの水、Aを加える。火にかけ、白菜がくたっとしたら火を止める。

「体を温める」というと辛い味つけなどを想像しがちですが、
胃をいたわるやさしい味つけでもその効果を得ることができます。

冬の料理 ❸

ほうれん草の黒ごまくるみあえ

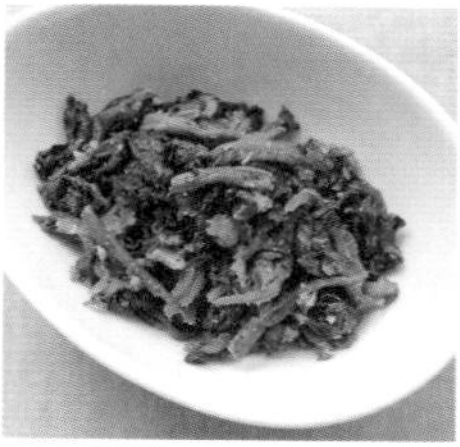

くるみと黒糖は、体が冷えやすい人におすすめの食材。乾燥も防ぐので、貧血で乾燥しがちな人は適度にどうぞ。

材料（作りやすい分量）

ほうれん草…1束（200g）
黒すりごま…大さじ1
くるみ…2かけ
A｜黒砂糖、しょうゆ…各大さじ½

1 ほうれん草はゆで、5cm幅に切る。
2 黒ごまをすり、くるみも粗くつぶす。**A**を加え、**1**をあえる。

冬の料理 ❹

ツナのねぎま汁

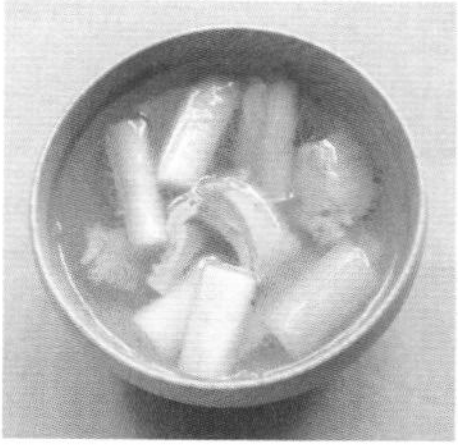

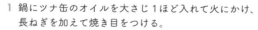

ツナとねぎは、どちらも体を温める作用がある素材。ご馳走疲れをしたときなどに、おすすめな1杯です。

材料（2人分）

ツナ缶（オイル漬け、チャンク）
…1缶（70g）
長ねぎ（5cm幅に切る）…1～2本
粉末だし…½包
薄口しょうゆ…小さじ1

1 鍋にツナ缶のオイルを大さじ1ほど入れて火にかけ、長ねぎを加えて焼き目をつける。
2 水400mℓ、だしを加え、沸騰したらオイルをきったツナを入れる。しょうゆで味を調える。

「冷え」というとすぐに「しょうが」と思う人が多いですが、「冬場はしょうがよりもねぎ！」と覚えておいてください。

私の「気血両虚」脱出記 ❷

3食「豚肉づくし」で、腎虚を克服

気血両虚についていろいろ解説してきましたが、何を隠そう、私もバリバリの気血両虚体質でした。それは実家を出て、自分で食事を管理しなくてはいけなくなった大学時代から始まっていたのだと思います。理系だったので、研究発表が迫ると実験やら資料作成のために徹夜したり、何日も研究室に泊まったり。それが終わると、学校に行くのはたまに……という不規則な生活。さらにカフェでアルバイトをしていたので、そこの**甘いドリンクを夕食にしちゃうような食生活**でした。

社会人になったら、今度は長時間労働の日々。気がつけば会社でひとり残業も多く、土日も出張、年度末は終電が当たり前。3食きちんと食べたくても、コンビニでおにぎりとおみそ汁だけ、クラッカーや栄養食のバーをかじるだけみたいな日もありました。「野菜だけはきちんと食べなきゃ」と思っていたので、週末は大量に野菜

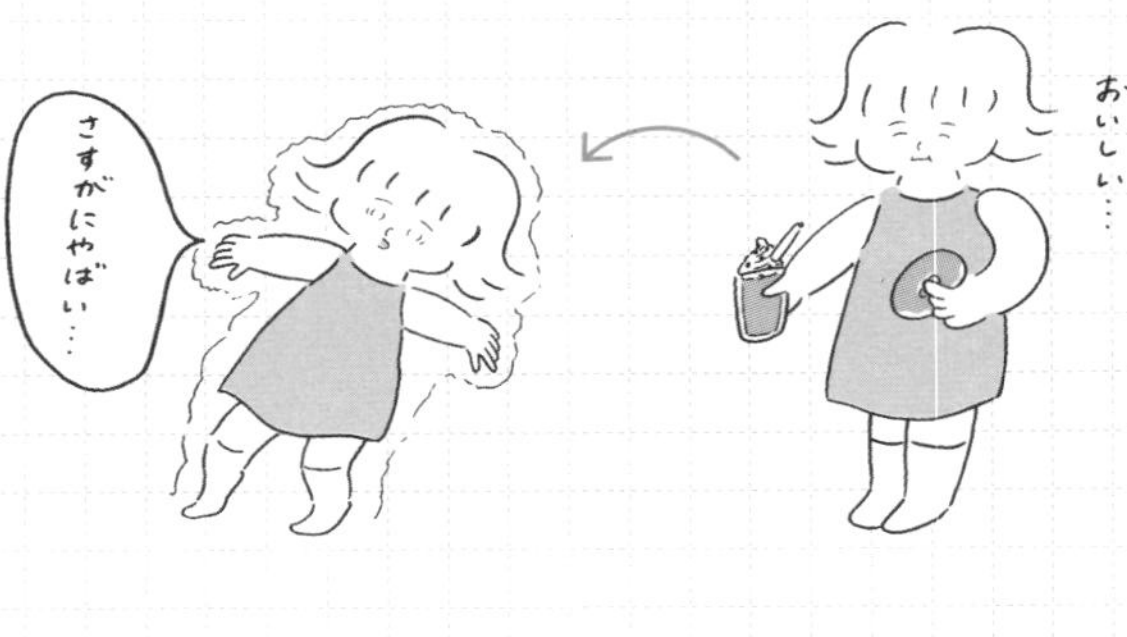

スープを作り、平日に食べていましたが、たんぱく質をとる意識は欠けていたと思います。思い出したように急にお肉が食べたくなり、ファーストフードのハンバーガーでおなかを満たすようなことも。

　そんなわけで体は、不調のオンパレード。疲労感が強く、体中が痛くて出勤できない日もありました。生理痛やPMSも重く、貧血でめまいも。残業中に手が震えて冷や汗が出てきたときは「さすがにこれはヤバいな」と仕事を切り上げて帰ったこともあります。さらに大変だったのは精神面。体調がすぐれないので、思考もネガティブになりがちで、堂々巡りの考えや心配が離れず、**毎晩眠れるまで1時間以上**もかかっていました。そしてとうとうある年、肺炎になりかけるような風邪を何度かひき、そこからメニエール症候群、突発性難聴も発症。今の夫（源保堂鍼灸院の院長）に相談したら、「そ

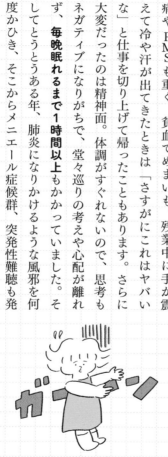

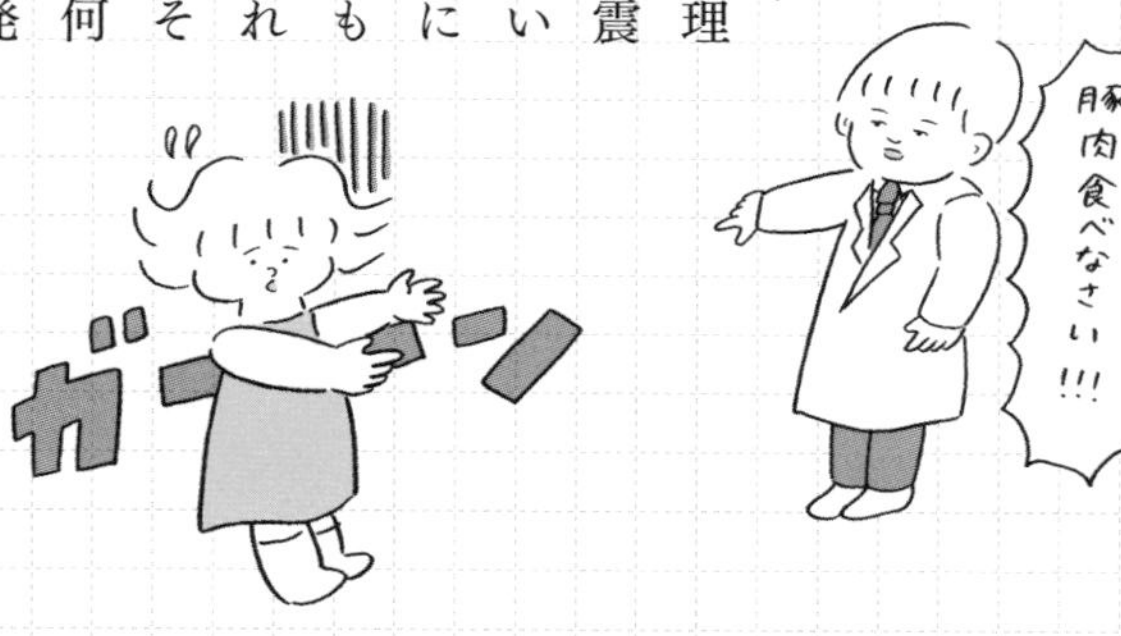

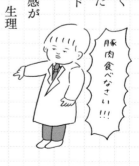

腎は耳とも関係が深いので、腎が弱まると、難聴やめまいなど、耳にまつわる不調を引き起こしやすいのです。

れは**腎虚《じんきょ》**（気血両虚が進むとなりやすい、精力減退）になっている」と言われ、**腎を補う豚肉を、朝から豚汁、昼にはしょうが焼き、夜は豚しゃぶといった具合に1週間食べ続け**て、なんとか難聴とめまいは解消しました。薬膳の威力を知ったのはそのときで、「東洋医学で、食事で体調を改善することができるんだ！」と驚き、本格的に東洋医学への興味がわいてきたのです。

　結婚当初は少しずつ生活も規則的になってきたので、体調のむらは減ってはきましたが、それでも夫からは「**表情が暗い**」「**もっと明るくしたほうがいい**」などいろいろ言われ、それに腹を立ててけんかになるということが、よくありました（笑）。今考えれば、「あれは気血が足りてなかったのだな、それまでの不摂生のツケ以外の、何でもないな〜」と、素直に思えます。

　本格的に薬膳を学び、3食きちんと食事をとるように

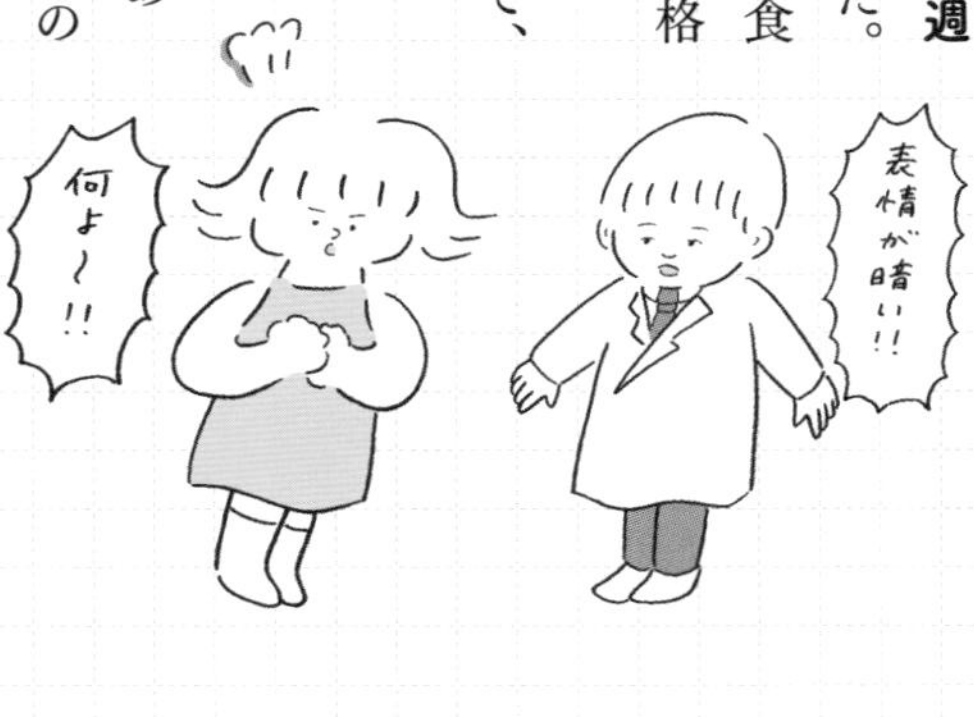

なってから、徐々に体調も改善していきました。**貧血対策に毎朝レバーペーストをクラッカーにぬって食べたり、しじみエキスをおみそ汁に入れたりと、必ずどこかに鉄分が多いものをとるように**しました。もちろん食事自体も、「野菜スープだけ」ということはなくしました。それでも体調が万全になるまでには、5年ほどかかったように思います。結構な長さですよね。

結果として思うのは、「**一度崩した体調をもとに戻すには、本当に時間がかかる!**」ということ。睡眠や食事などを後回しにして無理をしても、長い目で見れば効率が悪いのです。心身ともに健康になれれば、人間関係も良好に。気血が足りないと、人生の充実度が半減したり、悪循環に陥ったりしがち。ご自分の幸せのためにも、**日々気と血を補い、休むときはしっかり休む。**そんな暮らしをしてほしいと、心から願っています。

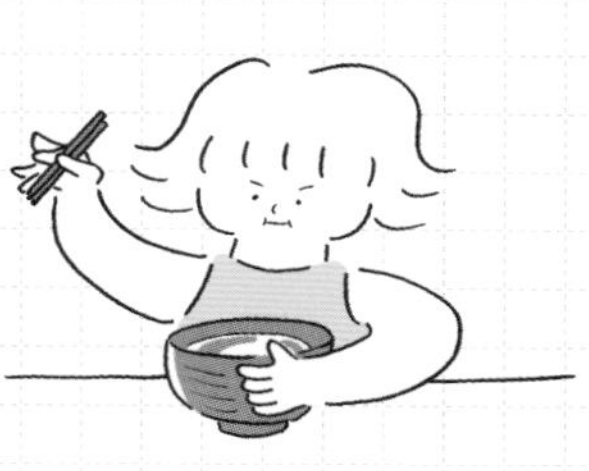

忙しいときほど、手軽に栄養がとれる市販品を常備しておくことが大切です。詳しくは60ページ～を参考にしてください。

Part 4

病気にならない体をつくりましょう

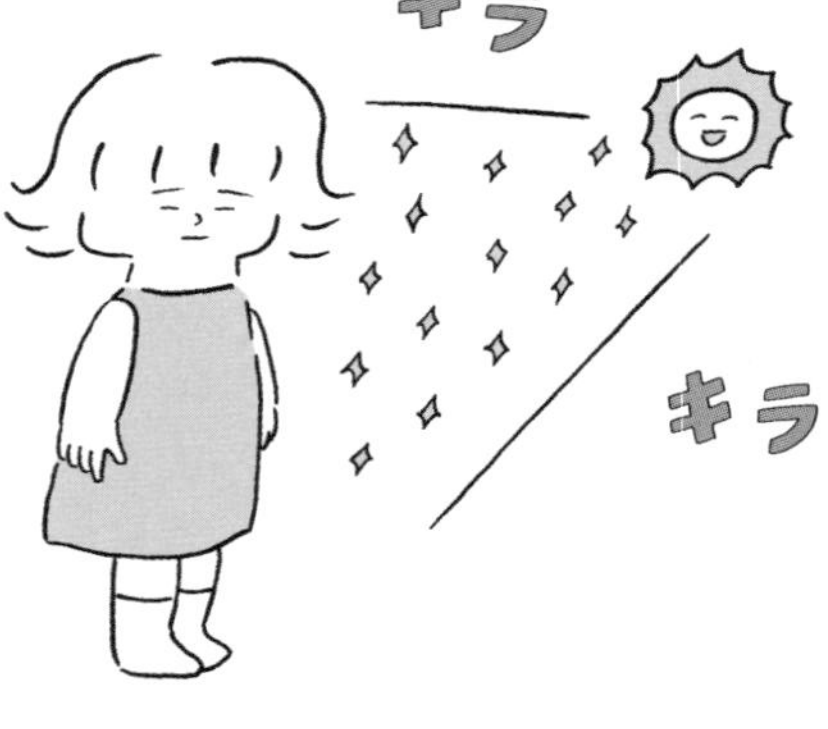

新型コロナウイルスの流行によって、
より「病気にならない体づくり」への意識が高まってきました。
けれど病気にならないために
無菌室で暮らしたいと考えるのはナンセンスで、
さまざまな外からの刺激にも柔軟に対応できる
心と体をつくり上げることが、何よりも大切です。
たとえ風邪が流行しても、
「ちゃんと自己回復力があるから大丈夫」
そんなふうに思えるためにも、
気血両虚からの脱出は重要課題。
さらには東洋医学における「防衛力」を高めていきましょう。
それは気血両虚の改善にも、プラスの面が多いのです。

東洋医学における、免疫力について

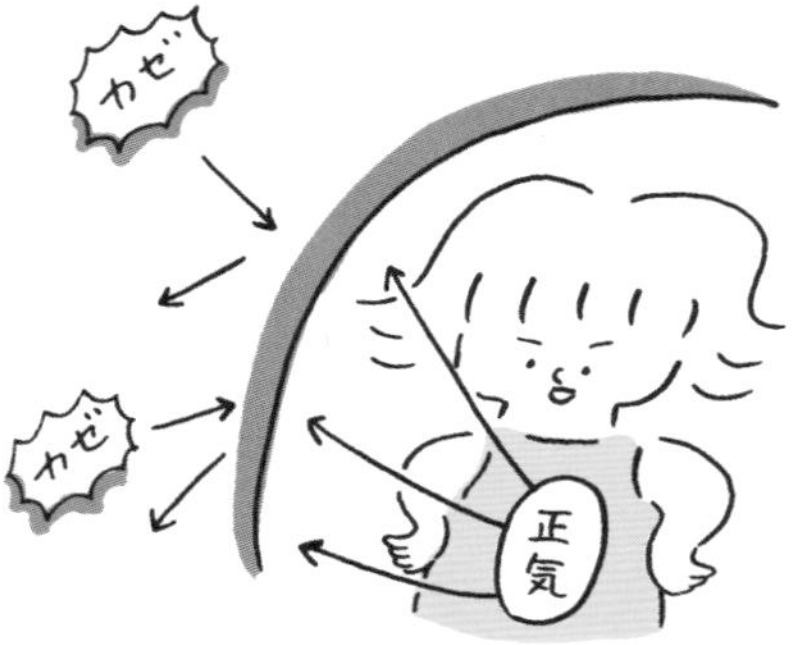

東洋医学では、風邪やインフルエンザ、暑さや湿気など、外から入ってくるもので、体にとって不都合なものは「**邪気**《じゃき》」と考えます。それに対し、邪気に対抗しようとする力が「**正気**《せいき》」というものです。いわゆる**生命力のことで、体力、気力、免疫力**にあたるでしょうか。どのような病気も正気と邪気のバランスで考え、**正気が邪気に負ければ病気になります。**逆に正気が邪気に勝てば、病気を未然に防いだり、病気が快方に向かっていったりすることになります。

残念なことに気血両虚の人は、この正気が不足しがち。さらに邪気というのは「外邪《がいじゃ》」と「内邪《ないじゃ》」に分かれているのですが、そもそも**気血両虚は内邪によって引き起こされていることが多いのです。内邪があると、ちょっとした外邪でも簡単に体調不良のきっかけになってしまう**ということがあるのです。

「病は気から」と言うように、気持ちが弱まった人は免疫力も下がります。気血両虚の人は不安になりがちなので、気血をよく補って。

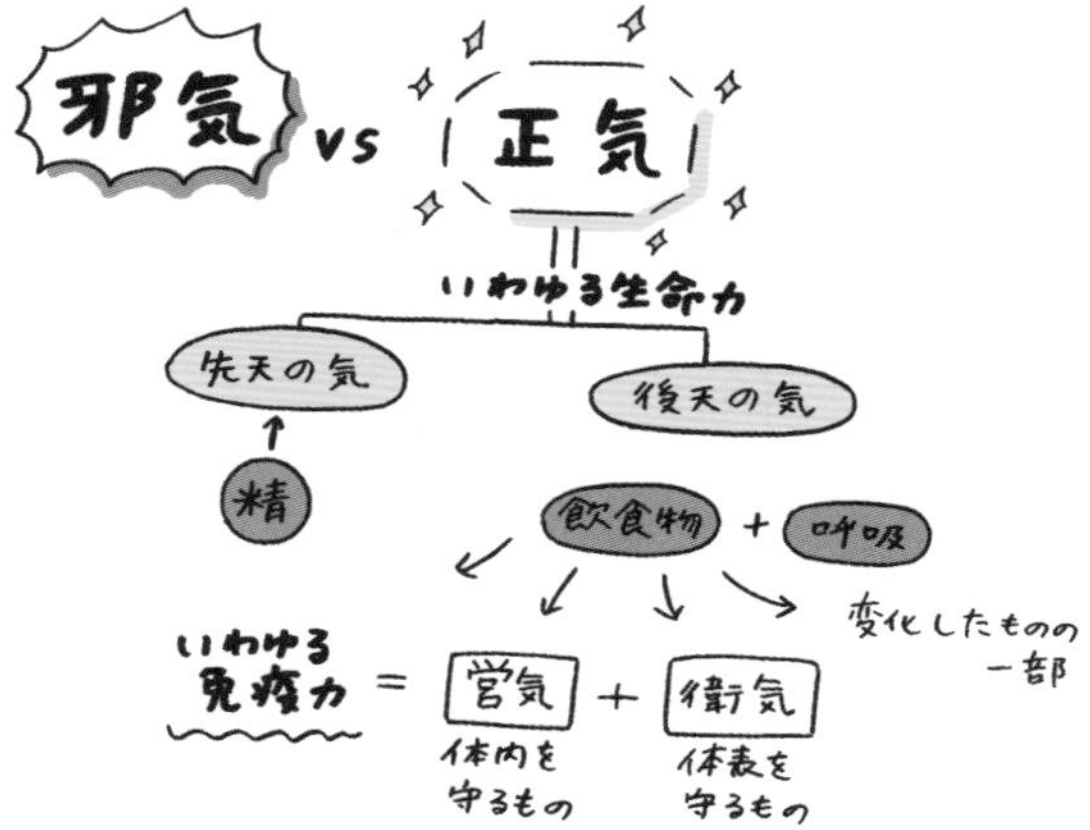

外邪とは、**長雨による湿気や夏の暑さ、冬の寒さなどの外環境や、インフルエンザなどのウイルスのこと**で、体にとって不都合なもの。内邪とは、**暴飲暴食、過労、寝不足、ストレスなどにより、内側から体を傷めつけてしまうもの。**たとえば年末年始に暴飲暴食をして胃腸が弱まり、肝臓がアルコール疲れで解毒力が落ちているところに、寒い日にうっかり薄手のコートで出かけてしまって冷え、風邪をもらってしまう……というパターンが分かりやすいですね。**不調はたいてい、外邪だけでなく、自分でも内邪という理由を作ってしまっているのです。**

外邪を努力で減らすことは難しいですが、正気をしっかりさせること、内邪を減らすことは、日ごろから実現可能。日々気血両虚の解消に努めることは、そのまま正気を養い、内邪を減らすことにつながります。何ごとも、日々の養生がいちばん大切なのです。

冬は寒いですが、単なる寒さだけでは邪気にならず、体が弱まったり、寒さが強すぎると初めて「寒邪《かんじゃ》」という邪気に変容します。

免疫力アップには、補腎食材を

「正気」は「先天の気」と「後天の気」からできています。「先天の気」は「精」（＝両親からもらった生命エネルギー）から生まれ、精は、体の成長や発育、臓器の活動を維持し、生殖機能のエネルギーでもあります。精は大切なものなので「**腎**《じん》」という臓器に格納されており、腎が弱くなると、精はもれ出てしまいます。「後天の気」は気血の原料でもある飲食物からできており、さらにここからいわゆる免疫力である「衛気《えき》」と「営気《えいき》」は作られます。衛気は体表のバリア、営気は体内のパトロール役です。つまり**正気を強めるためには、気血両虚の対策をして気血を増やしつつ、精や腎を養うことが、大切**なのです。

よく東洋医学では「**腎精**《じんせい》」と言ったりして、腎も精も一緒に話すことが多いですが、これは切っても切り離せないものなので、一緒に呼ぶわけです。ここではどちらも補うものをまとめて「補腎素材」と呼ぶことにします。

東洋医学では精血同源と考え、精は血に代わり、血は精に代わりと互換性があると考えます。また造血には、腎の力が必要です。

腎を傷めること

過労、夜更かし、頭の使いすぎ、根を詰める、セックスのやりすぎ、冷え、甘いもののとりすぎ、過度な恐怖や恐れ、日光に当たらなすぎること

腎を補う食材（補腎素材）

山いも、豚肉、すっぽん、かき、えび、鯛、ししゃも、うなぎ、イクラ、うに、貝柱、かつお、骨つきの肉・魚、黒ごま、黒豆、くるみ、栗、松の実、干ししいたけ

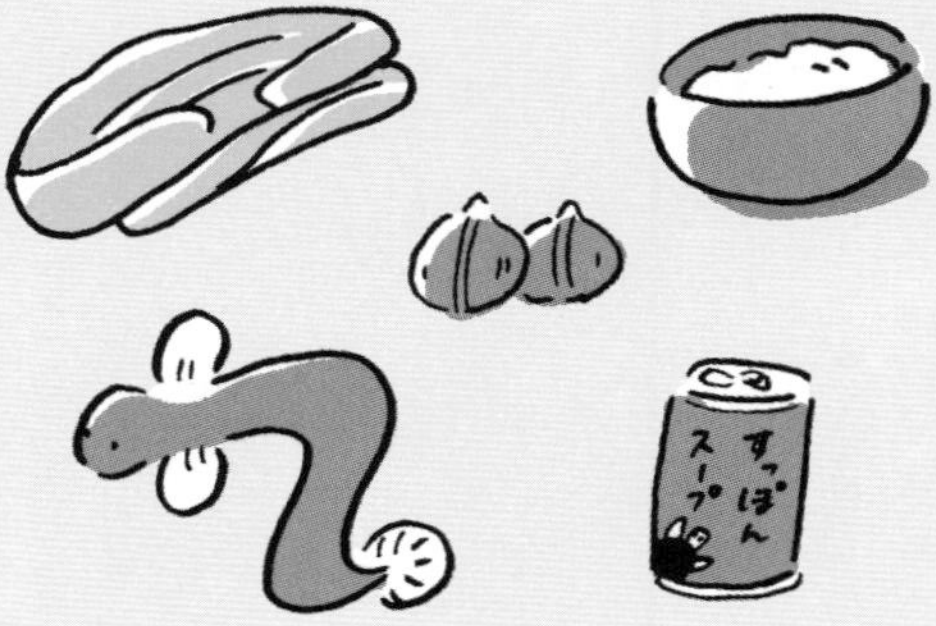

補腎素材は食べやすいものだと、冷凍とろろ、すっぽんスープ、オイスターソース、干しえび、かつおのツナ缶などもおすすめ。

漢方でバランスをとる「扶正祛邪」という考え方

その人の自己治癒力だけではうまく病気が治らないとき、その**自己治癒力を助け**、**邪気を追い出すサポートをする治療方法**のことを、「**扶正祛邪《ふせいきょじゃ》**」と呼びます。「扶《ふ》正《せい》」とは正気を強めて邪気に対する抵抗力を強くすること、「祛邪《きょじゃ》」とは邪気を外に出すのをサポートすることです。**正気が強まれば邪気を追い出しやすくなりますし、邪気を追い出せれば正気が強くなる**ので、これらはもちろん相互に影響し合います。

一般的に風邪薬というと、「邪気を追い出すもの」=

気血両虚
体質改善漢方の例

●気血を補うなら

【帰脾湯《きひとう》】 胃腸が弱く、貧血ぎみで、精神的に不安定な人に。眠りが浅い、物忘れ、動悸があるといった症状にも。胃腸の機能を回復させることで血液を補い、精神を安定させてくれます。

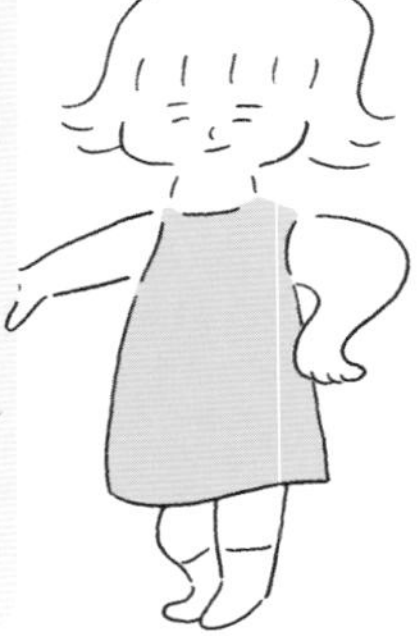

風邪の予防にいい食材の筆頭が長ねぎ（白い部分）。
生薬でも「葱白《そうはく》」と言われ、冷えによる風邪を発散するのに使います。

祛邪と考えがちですが、気血両虚の人には、必ずしも祛邪がよいとは限りません。というのも**邪気を追い出そうとすると、一緒に体にとって必要なもの、つまり気血も一緒に出てしまう**のです。正気がしっかりしているときは多少祛邪を行っても大丈夫ですが、正気があまりないときにうっかり祛邪しすぎてしまうと、体力を奪ってしまうことがあるのです。

患者さんでよくあるのが「葛根湯はよく飲みます」「小青竜湯《しょうせいりゅうとう》を花粉症の時期にずっと飲んでます」という話。どちらも風邪薬ですが、麻黄《まおう》という祛邪作用の強い生薬が含まれているので、基本的には長期服用はしないほうがよく、特に気血両虚の人には注意が必要です。まずは正気をしっかりさせることが大事。漢方は自己判断ではなく、専門家のいるところで相談すると、よりご自分の体質にあったものを選べます。

●胃を守るなら

【参苓白朮散《じんりょうびゃくじゅつさん》】 食欲がない、食べるとすぐにおなかが張る、元気がない、疲れやすい、便がやわらかい人に。食べ物がしっかり栄養にならないために疲れやすくなっている状態を改善します。

●気を補うなら

【補中益気湯《ほちゅうえっきとう》】 疲れやすく、胃腸機能が非常に低下、慢性的な下痢や気力の低下、めまい、息切れ、内臓下垂などがある人に。右記の参苓白朮散より、さらに虚弱になっているようなイメージです。

●衛気を高めるなら

【玉屏風散《ぎょくへいふうさん》】 季節の変わり目に風邪をひきやすく、ひくとなかなか治らない人に。気血両虚の人は体質改善の方剤と併用して、衛気がしっかり機能するまでの守りを固めるために用います。

体や筋肉のこわばりがある風邪には葛を。葛根湯にも用いられているもので、葛湯もこの効果を予防に活用したものです。

風邪・インフルエンザにかかったときは

どんなに気をつけていても、風邪やインフルエンザにかかるときもあります。そんなときはあせらずに、しっかり休み、ご自分の自然治癒力が働くよう心がけましょう。

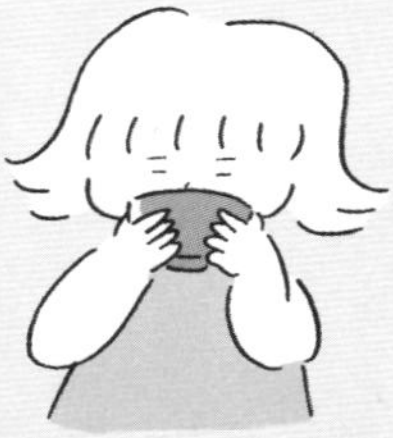

水分補給を忘れずに

漢方薬の中には、風邪を追い出すために発汗させるものがありますが、正常の体の反応でも、風邪のときは汗をたくさんかくことがあります。また排便でウイルスを排出することもあるので、水分はしっかりとっておくことが大切です。

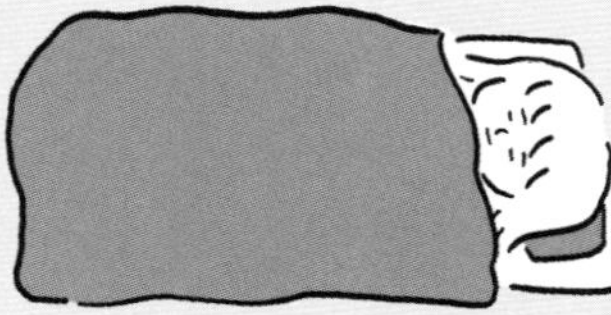

風邪薬を飲むより しっかり休む

市販の西洋医学の風邪薬は「風邪を治す薬」ではなく、風邪の諸症状を緩和させるものです。しかしその症状は、体の防衛反応であり、ウイルスと戦うために発熱し、その炎症反応として頭痛や咳が出ます。これらを止めてしまうと、体がウイルスと戦うのもやめてしまい、ずっとウイルスを体外に排出できません。一般的な風邪は５日ほどで改善されるもの。やむをえない理由がある場合を除き、薬より休息を優先させて。

胃腸の負担と なるものを避ける

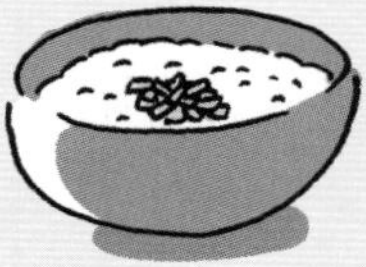

胃腸が弱ると免疫力が下がり、風邪の治りも遅くなります。熱があってつらいからと、アイスやくだものなど甘いもの、冷たいもの、生ものばかり食べていると、治りがさらに悪くなります。特に胃腸風邪の場合はより気をつけてください。

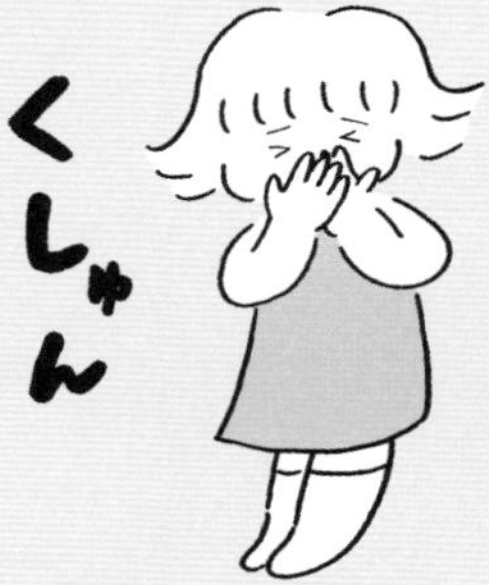

自己判断せず 早めの相談を

漢方薬を自己判断で飲み、風邪をこじらせてしまう人もいます。「おかしいな」と思ったときは必ず専門家に相談を。漢方薬といえど、体力を消耗するものや、体の症状とはまったく逆の作用のものをとってしまうと、より症状を悪化させることがあるのでご注意を！

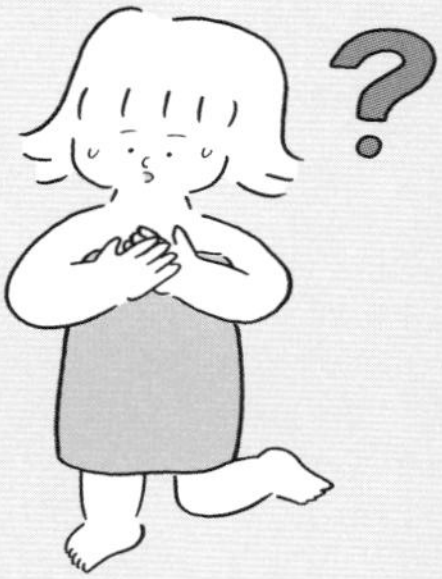

体力の温存を心がける

体力があると、風邪は早く治ります。「風邪かな」と思ってもお風呂に入る人がいますが、体調によっては入浴で体力を使い、風邪が治りにくくなることも。どうしても気持ち悪いときは温かいタオルで体を拭くなど、体力を使わない方法を工夫してください。

風邪薬でいちばん有名な葛根湯は、風邪の初期（背筋がぞくっとしたくらい）に使うもの。ひどくなってから使うのは逆効果です。

【参考文献】

人見必大／著・島田勇雄／訳注『東洋文庫　本朝食鑑1～5』平凡社（1976～1981年）

貝原篤信（益軒）／原著・白井光太郎／考註『大和本草』有明書房（1983年／初版1932年）

日本中医食養学会／編著『食養生の知恵　薬膳食典食物性味表』燎原書店（2019年）

梁晨千鶴／著『東方栄養新書―体質別の食生活実践マニュアル』メディカルユーコン（2005年）

戴毅／監修・印会河／主編・張伯訥／副主編・淺野周／翻訳『全訳中医基礎理論』たにぐち書店（2000年）

根元幸夫・根井養智／著『陰陽五行説―その発生と展開―』じほう（1991年）

仙頭正四郎／監修『カラー図解 東洋医学 基本としくみ』西東社（2012年）

山崎郁子／著『中医営養学』第一出版株式会社（1988年）

神戸中医学研究会／編著『［新装版］中医臨床のための方剤学』東洋学術出版社（2012年）

神戸中医学研究会／編著『［新装版］中医臨床のための中薬学』東洋学術出版社（2011年）

谭兴贵／主编『医药膳学』中国中医药出版社（2003年）

邓铁涛／主编・陈群、郭振球／副主编『中医诊断学』上海科学技术出版社（1984年）

李艳、谭洪福／主编『画说四时24节气 养生智慧』人民军医出版社（2011年）

吉田企世子、松田早苗／監修『おいしく健康をつくる あたらしい栄養学』高橋書店（2011年）

道元／著・中村璋八、石川力山、中村信幸／訳注『典座教訓・赴粥飯法』講談社（1991年）

貝原益軒／著・石川謙／校訂『養生訓・和俗童子訓』岩波書店（1961年）

永山久夫／著『たべもの戦国史』河出書房新社（1996年）

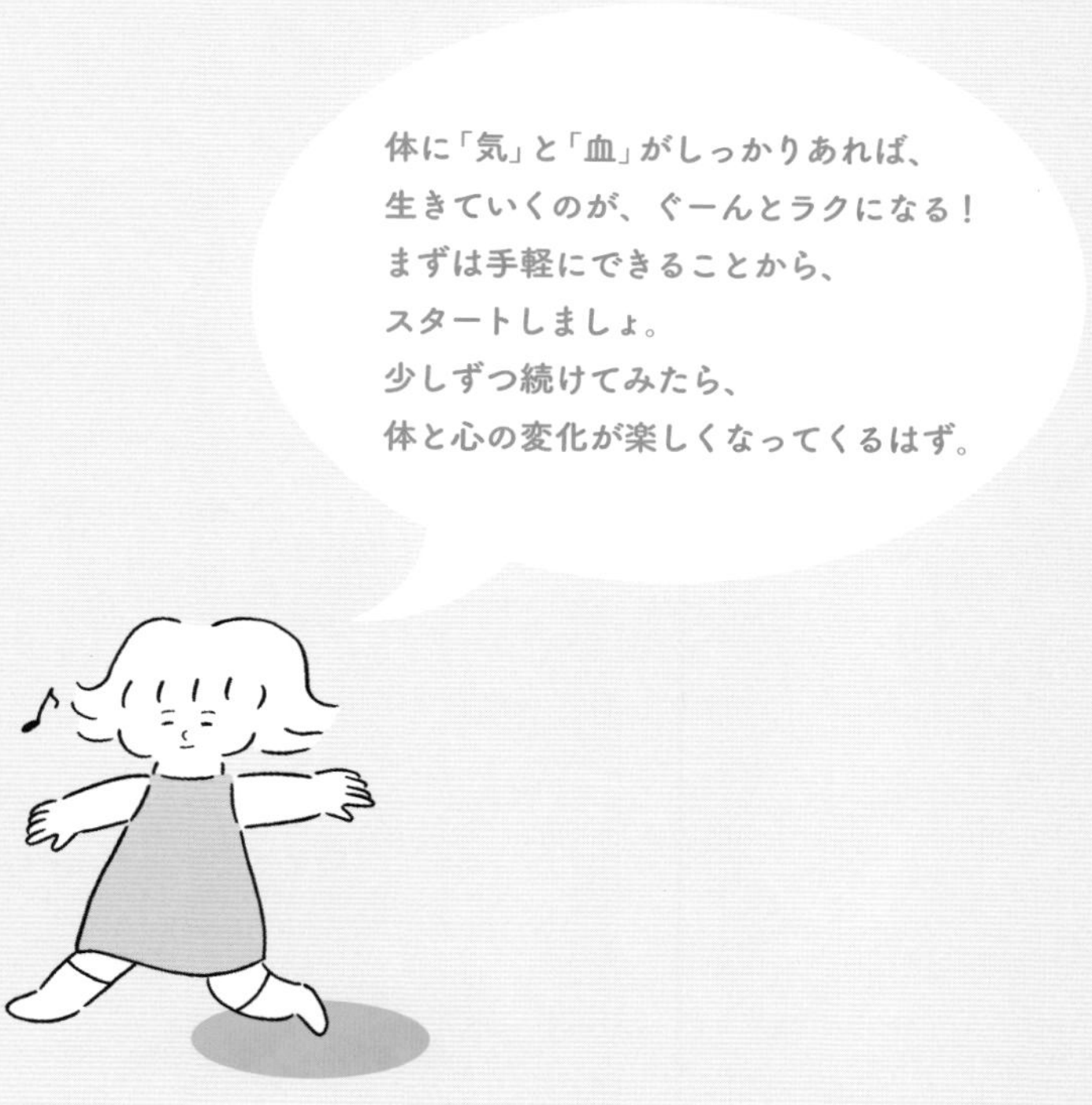
体に「気」と「血」がしっかりあれば、
生きていくのが、ぐーんとラクになる！
まずは手軽にできることから、
スタートしましょ。
少しずつ続けてみたら、
体と心の変化が楽しくなってくるはず。

瀬戸佳子　せと・よしこ

国際中医薬膳師。登録販売者。早稲田大学理工学部卒、同大学院理工学研究科修了。北京中医薬大学日本校（現・日本中医学院）薬膳科卒業。会社員を経て、東京・青山の「源保堂鍼灸院」にて、「簡単、おいしい、体によい」をモットーに、東洋医学に基づいた食養生のアドバイス、レシピ提案を行う。鍼灸院併設の薬戸金堂で、漢方相談も行っている。
源保堂鍼灸院・薬戸金堂
https://genpoudou.com/

調理・撮影　瀬戸佳子
ブックデザイン　福間優子
イラスト　あおむろひろゆき
校閲　山脇節子
編集　田中のり子
　　　田中 薫（文化出版局）

［材料協力・問い合わせ先］
伊藤食品
http://www.ito-foods.jp/
0120-412738

食文化
http://www.shokubunka.co.jp/
tel.047-401-6840

無茶々園
http://www.muchachaen.jp/
tel.0894-65-1417

フルーツバスケット
https://www.fruitbasket.co.jp/
tel.055-974-2236

沖縄県物産公社　お客様相談窓口
http://www.washita.co.jp/info/
0120-48-4488

1週間で必ず体がラクになる
お手軽気《き》血《けつ》ごはん

2021年2月8日　第1刷発行
2021年8月3日　第3刷発行

著　者　瀬戸佳子
発行者　濱田勝宏
発行所　学校法人文化学園 文化出版局
　　〒151-8524
　　東京都渋谷区代々木3-22-1
　　電話　03-3299-2485（編集）
　　　　　03-3299-2540（営業）
印刷・製本所　株式会社文化カラー印刷

文化出版局のホームページ
http://books.bunka.ac.jp/